这不仅是一本医学专著，更是读者的高效阅读解决方案

脊柱检查专业交流与学习

建议配合二维码一起使用本书

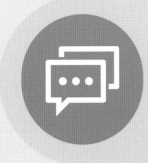

本书配有读者交流群： 读者入群，可与群友分享阅读本书的心得体会和实践体验，提升业务水平，马上扫码加入！

【入群步骤】

第一步　微信扫描二维码。

第二步　根据提示，加入交流群。

第三步　可在群内发表读书心得，与群友交流脊柱相关医学知识。

微信扫描二维码
加入本书读者交流群

Peter Fischer, MTC, MSPT, DPT
Lecturer, Faculty of Medicine of the
University of Tübingen;
Private Practice
Tübingen, Germany

Tests and Exercises for the Spine

脊柱检查与功能训练

编　著　〔德〕彼得·费舍尔

主　审　燕铁斌

主　译　庄志强　金冬梅

副主译　吴　伟　薛晶晶

天津出版传媒集团

天津科技翻译出版有限公司

著作权合同登记号：图字：02-2016-130

图书在版编目（CIP）数据

脊柱检查与功能训练/（德）彼得·费舍尔
（Peter Fischer）编著；庄志强，金冬梅主译. —天津：
天津科技翻译出版有限公司，2020.10
书名原文：Tests and Exercises for the Spine
ISBN 978 - 7 - 5433 - 4054 - 1

Ⅰ.①脊… Ⅱ.①彼… ②庄… ③金… Ⅲ.①脊柱病
－诊疗 Ⅳ.①R681.5

中国版本图书馆 CIP 数据核字（2020）第 185714 号

授权单位：Georg Thieme Verlag KG, Stuttgart, Germany.
出　　　版：天津科技翻译出版有限公司
出 版 人：刘子媛
地　　　址：天津市南开区白堤路 244 号
邮政编码：300192
电　　　话：(022)87894896
传　　　真：(022)87895650
网　　　址：www.tsttpc.com
印　　　刷：山东临沂新华印刷物流集团有限责任公司
发　　　行：全国新华书店
版本记录：889mm×1194mm　16 开本　11 印张　200 千字
　　　　　2020 年 10 月第 1 版　2020 年 10 月第 1 次印刷
　　　　　定价：128.00 元

（如发现印装问题，可与出版社调换）

译者名单

主　　审　燕铁斌

主　　译　庄志强　金冬梅

副主译　吴　伟　薛晶晶

秘　　书　廖美新

译　　者　(按姓氏汉语拼音排序)

金冬梅　刘慧华　彭静文　万　青

吴　伟　吴媛媛　徐书伟　薛晶晶

庄志强

编者简介

彼得·费舍尔(Peter Fischer)于1986年毕业于德国物理治疗学校，后于加利福尼亚大学旧金山分校医学中心门诊部任物理治疗师，并获得运动治疗硕士学位（MSPT）和物理治疗博士学位（DPT）。

彼得·费舍尔的研究方向为界定健康脊柱的标准，以及如何达到该标准。为简化脊柱相关的诊断和治疗，他开发出 PALM(Palpation Meter, www.spineproducts.com)和 Posture Trainer (www.posture-trainer.com)等在世界各地广为销售的仪器设备，并提出了本书中的诊断和训练新理念(www.spinal-fitness.com)。

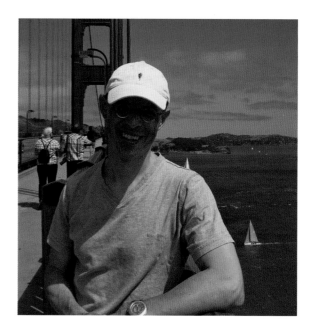

彼得·费舍尔

1998年，彼得·费舍尔在德国开设了颞下颌关节、头部及脊柱病变专科门诊，团队共有15人。他负责制订治疗目标、评估治疗进程、与患者交流治疗效果，并提供物理治疗指导。

彼得·费舍尔在德国图宾根大学医学院教授物理治疗学的基础与实践课程，教学内容还包括维持并改善学生、治疗师和员工的脊柱协调性。他还运用本书的理念，为各国公司、公共团体、学校和运动队提供上述服务。

此外，彼得·费舍尔还为德国物理治疗学会讲授"脊柱协调性评估"课程，指导治疗师们如何针对患者应用本书中的理论。除临床相关检查与训练外，该课程还涉及生物力学、鉴别诊断和专业交流等内容。有意开办本课程者，可以通过邮件与作者联系：fischer@praxis-f.de。

中文版前言

近几十年来,脊柱相关疾病研究越来越深入,各种专业图书的出版也如雨后春笋。其中多数图书要么单纯关注训练方法,要么过于深入从理论上阐述,兼顾二者、方便使用的图书仍不多。本书是一部可以帮助物理治疗师快速筛查患者症状及挑选合适训练方法的工具书。

我们很荣幸有机会翻译这本工具书性质的图书。本书由德国著名物理治疗专家彼得·费舍尔先生编著,凝聚了他多年从事脊柱相关疾病的研究成果与运动康复的临床实践经验。科学合理的评估、新颖有效的技术、灵活的个体化方案和细致入微的人文关怀思想贯穿全书,使得本书深得国际同行的认可,值得国内同行学习与借鉴。

本书创新性地提出了人体导航图思维,根据患者症状所在部位,列出可能引起相关症状或功能障碍的原因,附上相对应的检查与训练方法,并按相关性大小进行了排序。即使是刚开始接触脊柱相关疾病的读者,也可以按图索骥地根据患者症状,快速进行检查与治疗。本书有近300幅高清全彩图片,非常适合年轻的从业者结合文字进行阅读。

本书由中山大学孙逸仙纪念医院康复医学科的同仁以及我们的博士、硕士研究生共同参与完成。在此感谢他们在繁忙的工作和学习之余,利用个人休息时间,积极参与本书翻译工作,为此付出了大量的精力。但正如任何一部出版作品都需要接受读者的评审一样,本书译者在翻译过程中已尽量避免可能出现的错误,但由于时间和能力有限,难免有纰漏或谬误之处,敬请广大学者或同仁在阅读本书时多多批评指正,不吝赐教,以便我们及时斧正和完善。

最后,代表所有参与翻译者向彼得·费舍尔先生表示敬意和感谢,向天津科技翻译出版有限公司的相关编辑人员表示感谢。

庄志强 金冬梅

中山大学孙逸仙纪念医院
2020 年 8 月 15 日于广州

前　言

　　在兼具有效性、预防性、安全性和独立性的训练计划设计方面，当前有关训练的图书缺少明确有效验证的指南。这些书只是提供了大量的训练介绍，而未在如何具体实施方面予以具体指导。"具体"并非是指做千百次训练，而是要求行之有效。训练的选择也非常重要，因为其不仅有助于在短期内缓解症状，还有助于规避病因(如不良姿势)。这是训练脊柱，使之达到健康状态并保持协调性的唯一途径。

　　基于在德国和美国25年的物理治疗临床经验和科研工作经历，我开发出了脊柱协调性检测方法，因此，前述目标是可以快速高效地实现的。

　　愿你拥有健康的脊柱，愿你在脊柱治疗和预防方面取得成功，还有一个最关键的，是愿你对这方面感兴趣。

彼得·费舍尔

目　录

第 1 篇

为什么和怎样进行训练和检查

第 **1** 章

为什么进行训练、检查、沟通及指引

本书介绍了姿势、放松、运动、协调、活动、力量以及耐力方面的检查与训练,这些均是获得健康脊柱所必需的。

三合一

诊断、治疗以及引导患者如何进行独立训练,这三项内容可一步完成。此外,针对特定的症状和功能障碍,导引系统可指导患者进行正确的检查与训练。

1.1 为什么要训练

与单纯的手治疗相比,对于大部分脊柱功能障碍,训练可更有效、更持久地改善脊柱功能。此外,通过指导患者如何训练,可大大减少治疗师的身体劳损,节约时间。掌指关节炎是治疗师最易出现的劳损之一,其原因是患者未做主动训练,治疗师尽力用自己的手指帮助患者牵伸和松动,当患者下一次就诊时,治疗师的手指就会出现屈曲僵硬的情况。因此,作者目前仅将手法技术用于诊断以及单纯训练效果尚不满意的少数病例(见第 11 章)。

长期有效性

将训练作为主要手段而仅将手法技术作为辅助措施的治疗师,几乎无自身劳损,当属更优者。

1.2 为什么要检查

1.2.1 有效性

本书中每项训练前均设有一个检查,借此可以得知该训练对患者是否重要。区分重要的和非重要的训练,有利于高效实施正确的训练。

1.2.2 预防

通过检查,可以在诸如疼痛和明显的功能障碍发生之前,及时发现并纠正。相对于发生后的亡羊补牢之举措,此举更简明有效。

1.2.3 时效性与安全性

通过检查,还可以了解患者是否已经达到了健康状态,以此判断是否应当减少训练频率乃至完全终止训练。此外,还可以节省时间并防止出现运动训练造成的损伤(例如,由过度运动训练或过多的超负荷力量训练造成的脊柱不稳定)。

1.2.4 动机与责任

通过检查,可以清晰地看到因训练而获得的进步。这种显而易见的进步会推动患者坚持训练。若患者因未训练而无进步,那么通过检查也可以得到验证,表明患者的进步取决于合理的训练本身而非治疗师所选的训练。因此,检查可以促使患者对自身健康负责:训练计划的成功有赖于患者对训练认真的实施。只有当患者认真执行了训练计划，但健康状况或功能没有改善时，治疗师才可以重新考虑其治疗计划。

第一个问题

询问患者的第一个问题应该是其是否始终认真执行了训练，只有得到确认后，再进一步询问其症状是否有改善才是有意义的。

1.2.5 认同感

检查还可提高训练勤奋度，当患者得知下次检查时治疗师可以了解到其前一阶段训练期间的努力情况，为了给治疗师留下好印象，就会积极参与训练。

1.3 为什么训练始终与检查一致

当训练和检查一致时，诊断、治疗和训练计划这三项任务才可以一步完成。这样会很省时，且确保有问题的部位就是接受训练的部位。例如，若检查大腿后侧肌群柔软度(89页)表明屈膝不够充分，则治疗与家庭训练计划应包括：令大腿处于检查的姿势，直至肌张力下降。不论阻碍大腿后侧肌群自由活动的因素(肌张力、结缔组织挛缩、神经动力学障碍，或兼而有之)是什么，这种牵伸训练均可松解上述软组织。

若诊断性检查与治疗不一致，则可能导致治疗方法错误。例如，若评估大腿后侧肌群柔软度(89页)表明屈膝不够充分，而治疗师推测是L5-S1椎间盘引起的神经动力学问题并对相应的结构进行治疗，则其可能是错的。但如果这种抵抗是由股后肌群痉挛引起的，那么这种松动治疗是无效的。

1.4 为什么要建立鉴别诊断

鉴别诊断利于寻找出现问题的原因。这对有效治疗而言也是必需的。鉴别诊断的另外一个重要目的是判定患者的症状是否由不能用物理治疗的病理过程引起。因此，鉴别诊断可指引患者到业务范围适合的治疗师那里去治疗。

1.5 为什么检查与训练要用患者的语言来描述

书中之后的部分，即治疗师称之为"检查""训练"及"替代训练"的内容是以患者的视角写的。之所以这样做，是因为在指导过程中，恰恰是这种语言更有利于帮助患者达到检查或训练的目的。书中所用的患者语言基于多年的日常评估和调整过程中的实际经历以及所取得的良好临床效果。治疗师可以用这种语言直接与患者沟通，或者对意外中断后的后续治疗予以过渡性说明。治疗师在给患者做治疗的过程中需要进行必要的沟通，例如："请根据说明并在你感觉舒适的范围内照做。"

1.6 为什么训练要配以导航图

治疗导航是指一种在人体各部位标上序号的映像。若患者的特定部位出现症状或功能障碍，应用这种序号可以指引治疗师进行一系列的检查和训练，借此消除患者相应的症状，减轻功能障碍。书中所列的检查和训练的选择和应用次序，基于作者25年的临床实践。像开车过程中所用的GPS一样，很多人愿意使用这种指引方式，当然也有其他人宁愿选择自己的方式。

第 2 章

关键训练与检查的问与答

● 问与答有多重要？

本章内容对安全和高效应用检查与训练非常重要。

● 检查与训练的区别是什么？

几乎无区别。训练的目的就是为了通过检查。

● 患者应该做哪些训练？

患者无法通过的检查，即应进行训练。

● 患者做活动、力量和耐力训练的频率和时长是多少？

　　○ 活动：每天 1 次，直至紧张舒缓下来和（或）运动显著增加。

　　○ 力量：每周 3 次，直至肌群感到疲劳。

　　○ 耐力：每周 2~3 次，每次 30~60 分钟。

● 良好的姿势、放松、运动、协调需要多少额外时间？

不需要。于日常活动中完成，并习以为常。

● 日常的活动、力量和耐力训练最多应进行多久？

只有每日进行训练的实际时间得到保证，每日训练计划才有可能规律地执行。为达到这一目的，治疗师应询问患者：在一段时期内，每天可以进行多少分钟的规律训练？每日计划不应超过这个范围。

● 如果检查结果提示需要进行更多的活动、力量和耐力训练，而患者却不愿意去做，怎样处理这种情况？

患者无足够的时间或动力去完成更多的活动、力量和耐力训练以通过检查，那么治疗师应当明确这些训练中哪一个是最为重要的。

选择标准

训练重要性的两个选择标准是：①患者的状况距离检查所确定的目标有多远；②完成该训练，患者症状迅速缓解的程度。

另一个减少日常训练耗时的方法是：并非每天都完成所有的训练项目，而是将这些项目分成两组，嘱患者隔日交替进行。此外，也可以将这些训练整合到日常活动中，无须花费额外的时间。例如，很多训练可以在打电话、看电视或乘电梯过程中完成。

● 患者应在一天中的什么时间进行训练？

较为推荐每天在固定的时间进行训练：如在起床后、睡前或看电视新闻期间。另外，也可在特殊情形下进行相应的训练，例如："打电话时，可以仰卧，双下肢竖立于门框上来牵拉大腿后部肌群。"

● 何时对运动训练进行修正？

若患者距离检查所定目标更加接近时，例如，当患者通过运动训练进而运动功能明显改善时。患者可能会在一定程度上感到所取得的进步。为了方便治疗师和患者进行专业交流，应当在正式的医疗文件的训练计划上记录最初和后续的检查结果，以此体现患者所取得的进步。

● 什么训练是没有必要的？

若患者无须训练即可顺利通过检查，则相应的训练无必要。

警告与禁忌

在"患者不应该做什么训练？"的标题下阐述了一般警告与禁忌。在开始进行本书中介绍的检查和训练之前，一定要先读"问与答"部分。

特殊的警告与禁忌将在本书中相应的检查与训练部分（如训练、生物力学）予以阐述。因此，在进行任何检查或训练之前，请务必仔细阅读本章。

• 患者不应该做什么训练？

任何治疗师不推荐的或者可引起或加重患者症状的训练，患者都不应去做。若训练确实引起或加重了患者的症状，那么应尽快替换成不引起不适症状的训练。

如果患者有类风湿关节炎、唐氏综合征、或长期使用皮质激素，或者颈椎损伤后（如挥鞭伤），应当首先咨询骨科医师，询问如下运动中的收下颌活动是否是禁忌证：下颌后缩活动（62页）、胸廓伸展活动（65页）、髋关节屈曲活动（84页）、臀部肌群柔软度（85页）、腹部和颈前侧肌群肌肉力量训练（103页）。对于妊娠期女性，在开始任何检查与训练之前，应先征得其专科主治医师的同意。

• 患者需要多健康才能通过所有检查？

基于不受限的脊柱功能所要求的姿势、放松、运动、协调、活动、力量和耐力等方面的临床评估实践，总结形成本书中的检查。

• 老年患者可以进行这些检查吗？

从161页中体适能曲线可以清晰地看出：从10多岁（10~19岁）到20多岁（20~29岁），年龄与姿势、放松、活动、力量和耐力的相关性显著降低。除了在20多岁，女性在放松方面表现更差，两性在发育过程中均受到了同等程度的影响。30岁以后，仅有男性在适应方面表现出下降。50岁以后，男性在活动和力量方面开始下降。

对于20多岁者而言，适应的降低完全可以通过系统的训练而得以恢复。但随着年龄的增长，骨、关节的退行性病变加重，通过所有的运动检查会变得越来越难。基于这一点，治疗目的应当是接近其检查所定的目标，而非必须达到这个目标。例如，60岁的患者很难通过训练而恢复到20岁时的运动能力。但能设法恢复到10年前的运动能力。有些老年人在看到自己丧失了那么多功能后会倍感挫败，但在治疗师的帮助下，应将这种挫败感转化为动力："通过训练，可以使你的身体年轻10岁！"这就是说，这种患者的训练目的是更接近其检查所定的目标（149页）。目标锁定到100%是不切实际的，而向患者展示前述的年龄曲线，给患者制订一个向曲线左边移动10年的目标，是更有意义的。若能指导患者向触手可及的10年目标努力，就能更好地鼓励患者，帮助患者树立信心。

• 通过检查到底有多重要呢？

患者是否完全地通过了检查并不重要。关键是要借助检查来判定哪些训练是相关的，哪些是不相关的，从而做出正确的选择。根据患者的身体类型、外伤史、手术史以及疾病状况，患者可能无法通过某项检查。因此，你的患者在训练过程中不应感到吃力，而是应感到自己在向目标稳步推进并同时获益。通常，患者在向目标有所接近时即可感到状况有所改善。如何评估患者所取得的进步，可见第149页中介绍的系统指导。

• 减少训练频率乃至终止训练的时机是什么？

○ 姿势、放松、运动、协调：坚持训练，直至患者习以为常。

○ 活动和力量：若通过训练，患者已经能很舒适地通过先前所不能完成的检查，就应考虑减少训练频率是否也能维持已改善的力量和活动功能。可以通过每周减少一次训练来逐渐降低训练频率。只要患者能连续通过检查，说明减少训练频率是可以的。若患者无须训练即可通过检查，那么相应的训练已无必要，可以从计划中删除了。

如果问题是由年龄因素导致的，且通过治疗可使力量和运动得以改善，那么患者通常应当坚持训练来维持。如果问题仅仅是由姿势、放松、运动或协调引起的，那么力量或活动训练即为多余。受手术或外伤制约，治疗效果更难预测，随着时间的推移，是否、何时应减少或终止训练才会逐渐明了。

○ 耐力：耐力训练应当维持，确保最佳状态。

• 患者进行活动、力量和耐力训练的顺序是什么？

理想的顺序是：先活动训练、再力量训练，最后是耐力训练。活动训练可以单独进行，但是力量和耐力训练要借助于活动训练进行，以免发生退行性病变。如果力量和耐力训练引起过度肌紧张，那么随后进行放松训练也是十分有益的。

• 哪种训练最为重要？

患者若想拥有健康的脊柱，那么在日常生活中，正确的姿势、放松、活动、协调非常重要。如果这些都做到了，那么很多症状都会自然消退。否则，就需要进行活动、力量和耐力训练。最重要的是活动训练，其次是力量训练，再次是耐力训练。

• 怎样才能知道哪个训练是正确的呢？

○ 若患者一开始就顺利通过检查，则无须安排进行相应的训练。

○ 即使通过训练已达到既定目标,若患者的症状或功能障碍并无改善,则应终止相应的训练。

○ 若患者未通过检查,但是通过相应的训练已使症状改善,则该训练应被保留在治疗计划中,直至患者顺利通过检查。当症状完全消失时,检查和训练已无必要。如果达到了既定目标,而症状并未完全消失,请参照指南(130 页)进行下一项评估。

○ 如果训练未正确实施,治疗效果不明显,或者根本无法进行训练,那么请阅读本书中"疑难解答"部分寻求解决办法。训练被正确实施后,治疗师可判定该训练是否有效。

● 予以正确的训练后,症状多久才能消失?

如果活动训练有效,那么在活动功能改善后(即:身体的位置不变,而张力下降),症状应立即消失。对放松和位置的感知需要一定的本体感觉参与。在其他方面(姿势、放松、运动、协调、力量、耐力),则需至少 6 周的规律训练才能看到疗效。如无其他代偿机制参与,且正确进行了训练,那么症状与功能会自然好转。

● 为什么所有的单侧检查与训练在本书中都只描述左侧?

为求简明。当然双侧检查与训练是必需的。例如,患者左侧通过检查,而右侧未通过,那么仅对患者右侧进行训练。

● 训练时需要什么设备?

非常简单:椅子、门框、随便一堵墙或一扇门、舒适的衣着、一块健身垫或地毯。某些训练也推荐使用毛巾卷或毛巾垫。此外,镜子对学习腹式呼吸技术大有帮助。

● 如何确定所选的训练是有效的?

治疗师可根据治疗计划中的评估目标和治疗总目标,在正式医疗文档中(156 页)记载患者所取得的进步(症状和功能方面)。

● 如何给患者制订专业的治疗计划?

请访问 www.spinal-fitness.com 网站,下载打印一份治疗计划和训练计划。可在"治疗师、培训师、医师信息"栏目下找到下载按钮。可在训练计划中找出患者所需的训练项目(155 页)。

第 2 篇

日常检查与训练

第 3 章

姿势

3.1 双足对称坐位

检查

当坐位时，双足是否对称放在地板上（图 3.1），而不是一脚在内、外、前、后侧或界外（图 3.2）？

训练

坐位时尽可能保持双足对称放置（图 3.1）。

疑难解答

如果双足对称放置不是日常习惯，可能与不自信、注意力不集中或活动性不足有关。根据原因不同，下面为可能的解决方法。

自信　在某些场合和社交活动中，跷二郎腿被认为是优雅、随意或娴静的表现。需向患者解释跷二郎腿会使身体不稳及扭转，而双足对称放置和直立位姿势反映出稳定性和自信。在某些情况下，足不对称放置应仅在需要时发生。

专注　如果因外界干扰导致不能保持足对称姿势，患者可使用提醒便条等帮助自己发现不对称放置。

活动　不对称的双足放置有时是单侧张力高或活动性不足引起的无意识动作。如果是这样，以下检查和训练可用来发现和锻炼张力高或活动性不足的组织：

- 大腿后侧肌群柔软度（89 页）。
- 大腿前侧肌群柔软度（99 页）。
- 大腿内侧肌群柔软度（94 页）。
- 臀部肌群柔软度（85 页）。
- 髋关节屈曲活动（84 页）。
- 腓肠肌柔软度（91 页）。
- 良好姿势环境（24 页）。

> **交替变化**
>
> 试过所有的解决方法，如果还觉得只有非对称的足放置才感到舒适，那么至少每 5 分钟变换双侧足的放置。例如，右脚在前 5 分钟后换成左脚在前。

前后对比

一天中有多长时间是双足对称的坐姿？

鉴别诊断

不对称双足放置的可能原因可根据"疑难解答"这一节来排查。通常询问患者"你觉得正确的姿势感觉怎么样？"患者会说明其不对称双足放置的原因。如

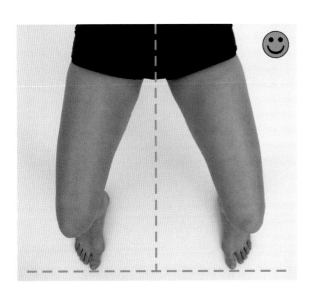

图 3.1　双足对称放置。

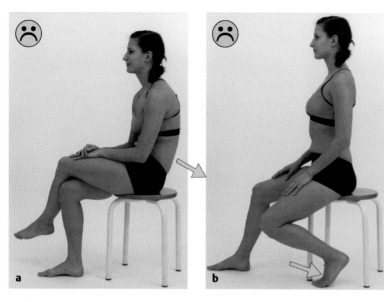

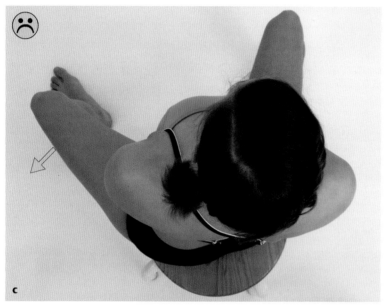

图 3.2 (a)最常见且对身体最不利的不对称腿的坐姿:跷二郎腿坐姿感觉懒散,通常导致骶髂关节问题。而且,这一姿势阻碍了静脉回流,可能导致静脉曲张的形成。(b)一边足在椅子下的不对称足放置。(c)不对称的髋关节外展导致骨盆旋转。

果患者说他/她感觉对称姿势时髋关节紧张,需检查该部位的活动性。如果患者说不能保持对称的姿势,因为一边有桌腿,这样的环境障碍很容易消除。如果患者抱怨他/她不跨腿坐会显得不优雅,则必须消除顾虑。因此,简单的问题"你觉得正确的姿势感觉怎么样?"通常提供了决策的思路,而且在后面各种姿势的训练中也有必要询问患者。

生物力学

不对称的双足放置引起双腿的扭转和紧张,会传导至髋、骨盆和脊柱。反过来,对称的双足放置可抑制扭转(19 页),有助于保持脊柱中立位曲度(12 页)。如果这种姿势在日常生活中可持续保持,许多与姿势

相关的问题会自然消失。

3.2 脊柱中立位曲度

检查

当你的头前部低于头后部时,你是否需向前、向上上抬胸骨,以使脊柱保持 75%直立位,而且前额低于头的后部(对比图 3.3 和图 3.4)?

你可以按图 3.5 的方法逐渐使脊柱直立至 75%。从完全懒散姿势(0%直立位)开始,按相等幅度的 4 步逐渐坐直,直至你的背尽可能直立(100%)。如果这时放松一点儿,你将处于 75%直立位状态且出现中立位

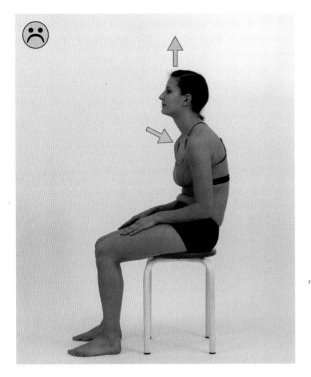

图 3.3　错误姿势。

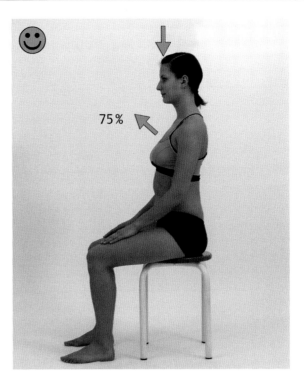

图 3.4　中立位姿势。

脊柱的弯曲(图 3.5d)。换句话说,脊柱中立位为背部最大直立位的前一步。

> **动态姿势**
>
> 75%直立体位并不是僵直维持的,它应该是动态姿势的中间体位(46 页)。

训练

保持 75%直立位的脊柱中立位曲度,并尽可能经常做,保持最长、最舒适的时间。

替代训练　图 3.6 和图 3.7 演示的方法可帮助伸直脊柱。

疑难解答

如果直立位姿势不是日常习惯,可能与缺乏动力、自信、注意力或人体工程方面、力量与耐力,以及活动有关。

让患者阅读"疑难解答"这节,他们可能在这些要点中看到自己的问题,然后能够应用相应的解决办法。

动力　了解直立位姿势的好处是动力的来源。让治疗师解释这个姿势的好处。它们在本节"生物力学"下列出。同时通过以下自我感知训练学会将完成任务的感觉变为愉快的自主行为。

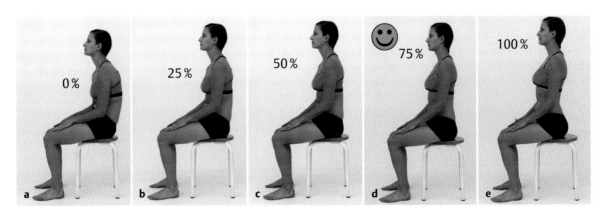

图 3.5　脊柱矫直分四步进行,从完全弯曲(0%直立位)到尽可能挺起背部(100%直立位)。

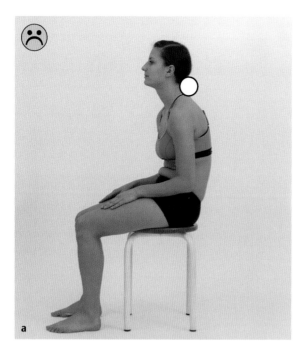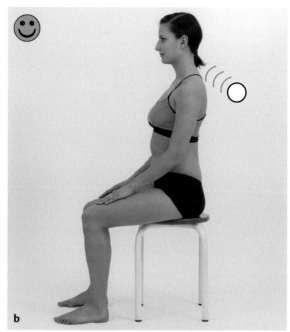

图 3.6 懒散姿势可使颈后部容纳一个球,这会增加压力而引起一系列症状(a)。直立起背部想象将球抛开(b)。

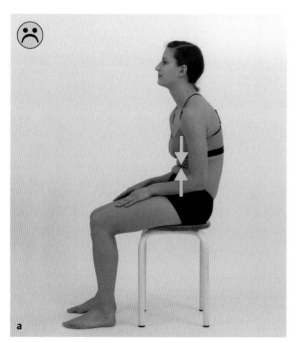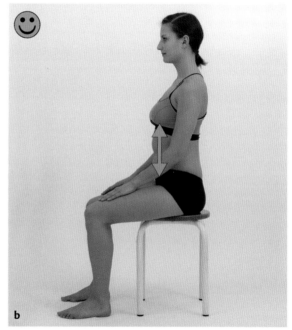

图 3.7 增加胸廓与骨盆间的距离,像张大的口一样。感觉空间的扩大对心、肺和腹部器官的影响,这时这部分会感觉比(a)所示的姿势更轻松、更舒适(b)。

自我感知训练·舒适感

从问题开始:"你觉得脊柱75%直立位的姿势和你平时的姿势比较感觉如何?" 90%的人会觉得75%的直立位姿势更费力,并且与平时的姿势比更不舒服。现在让患者关注75%直立位姿势给身体带来哪些好的感受。给患者更多的时间去体会至少一处好的感觉,每个人迟早会发现一处。对于75%直

立位姿势典型的感受是腹部解放,腰椎、肩关节感觉更好或颈部感觉更轻松。假设患者能感觉到这些变化,愉快的行动会取代完成任务的感觉。患者将不会认为"我必须保持这样不舒适的姿势,因为这样更健康",而是告诉自己"抛开颈后部想象的球,可让我享受颈部的轻松并且释放自己(见图3.6)"。

自信　当你保持直立位姿势时，你会散发出自信、力量、准备就绪、健康、平衡和沉着的正能量。

直立位姿势也可能会有负面影响，下面的自我感知训练"恐惧"列举了一些典型的顾虑。

自我感知训练：恐惧

你会任由下面的恐惧妨碍你保持直立位姿势吗？

- 我的朋友会认为我不酷。
- 我比大多数人高，所以直立位会让我突出或看起来奇怪。
- 我会成为一个显眼的目标。
- 男生会盯着我的胸部看。
- 当我坐直时，我就藏不住我的肚子了。
- 我会看起来很僵硬。

这些害怕和顾虑该怎样消除呢？

脊柱应该是直立的但不是僵硬的。通过动态姿势（46 页）、动作和面部表情很容易摆脱刻板、僵硬的印象。

长远来看，直立位姿势通常会使腹部缩小，因为直立位时肠道功能更好。同时，直立位消耗更多卡路里，因为肌肉为了维持直立做了更多功。最后，在直立位更容易有饱腹感，可作为胃已足够充盈的反馈信号。

还有些问题需要社交情商来解决。在大多数情况下，有必要用积极情绪来替代消极情绪。例如，对于"直立位姿势时我会成为显眼的目标"，我们可以这样想："通过我的姿势，我会散发出自信和力量，别人将不会攻击我。"对于"我的朋友们会认为我这么直立着不酷"，可以这样想："我来为自己定义什么是酷！"

即使在某些场合需要懒散姿势，也不能成为习惯，当脱离这一场合应立刻自觉变换为直立位姿势。

直立位姿势是否不适合患者的心情？身心关联并不是单向的，一方面，我们的心理情绪可影响我们的身体，例如姿势。反之，好的姿势也能改善我们的情绪。

专注　如果日常生活中我们因为其他事物的干扰或忘记了保持直立位姿势，可以借助于自动姿势训练器（www.posture-trainer.com）。姿势训练器（图 3.8）将用户打开设备时的姿势保存为阈值姿势，设备产生振动直到用户恢复至比起始姿势更直的位置。有研究表明，工作时坐位习惯性的胸腰椎后伸仅为最大值的 40%。如果有此设备的自动反馈，可增加至 70%（www.

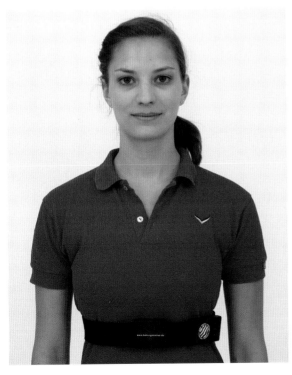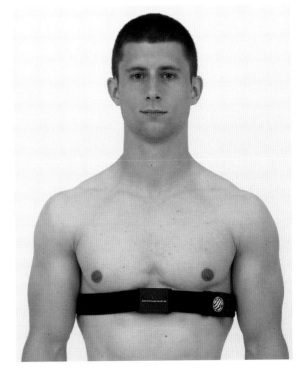

图 3.8　姿势训练器。

posture-trainer.com—"Studies")。

人体工程学 通常一个人周围的环境，如办公室或家的布局，可导致难以保持直立位姿势。因此，消除这些障碍比任何手法治疗都更有效。通常治疗师只需 20 分钟即可按照有利于患者的方式重新布局办公室或住所。

除了调整椅子、桌子和电脑的高度，观察患者在显示屏前工作时是否佩戴有渐进镜片的眼镜也是有帮助的。渐进镜片的透视位置通常位于眼镜的下半部分，这唯一的透视位置导致视线急剧地聚焦在显示屏中眼部水平线位置附近的视野，这可能伴随着非生理性的颈过伸。唯一解决方法是佩戴可调节显示屏与眼镜之间焦距的特殊计算机眼镜。自然，这些方法也应用于其他短距离的阅读范围，不只局限于书桌上，包括垂直于眼前的阅读范围，如乐谱架上的乐谱。

> **患者工作时的照片**
> 如果治疗师不能去到患者的工作地点，患者应提供工作时的照片或录像，使治疗师了解他们工作时的姿势情况。

耐力 很多原因导致开始时保持直立位姿势很费力。如果因懒散姿势导致背部肌肉萎缩，当转换为直立位姿势时即可迅速恢复。尽管开始时有肌肉酸痛感，3~4 周后保持直立位姿势就不会感到费力了。直立位姿势对背部肌肉是最好的训练，不花钱甚至不花时间就可精准训练到最好的程度。研究表明，仅依靠姿势训练，背部的伸肌力量在 6 周即有显著提高（Waibel 等，2013）。

> **不费力的直立位姿势**
> 如果患者从开始时采取动态姿势（46 页），也可能不费力地从懒散姿势转换为直立位姿势。

活动 当弹性阻力放松时，直立位姿势会更加容易。如果下列某一项检查为阳性，通过相应的训练即很容易保持直立位姿势：

- 下颌后缩活动（62 页）。
- 胸廓伸展活动（65 页）。
- 旋转活动（78 页）。
- 大腿后侧肌群柔软度（89 页）。

前后对比

一天中有多长时间脊柱保持中立位？

鉴别诊断

下面的自我感知训练描述了该如何检查是否由于大腿后侧的弹性阻力妨碍了直立位姿势。

> **自我感知训练：阻力**
> 坐在桌上或矮墙上使双腿能自由摆动。如果你从懒散姿势转换为直立位姿势时膝关节屈曲了，表明你大腿后的弹性阻力使直立位姿势更困难。
> 理想的检查是坐在矮墙或厨房台面上，因为当你的膝关节屈曲时（图 3.9a），足跟会碰到墙面或台面（图 3.9b），使你意识到自己的膝关节发生了屈曲。在懒散姿势（图 3.9a），足跟应离开墙面或柜门两指宽，这样在直立位姿势时足跟可接触墙面或柜门（图 3.9b）。

生物力学

健康的脊柱需要保持直立位姿势（Fischer，2004）。只有持续维持此姿势，下面与姿势相关的问题才能得到改善（图 3.10）。

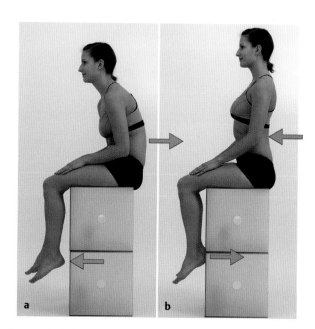

图 3.9 坐在高处。(a) 左：开始的懒散姿势，足跟与垂直表面的距离为两指宽。(b) 右：若坐骨肌过短，腰椎前凸时膝盖自动弯曲。

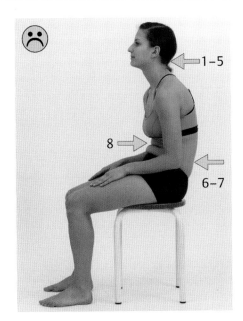

图 3.10　懒散姿势的副作用：①颈部肌肉紧张；②关节活动受限；③神经受压；④椎间盘受压；⑤脊髓和椎动脉空间不足；⑥椎间盘负荷过大；⑦背部肌肉萎缩；⑧腹部器官受压。

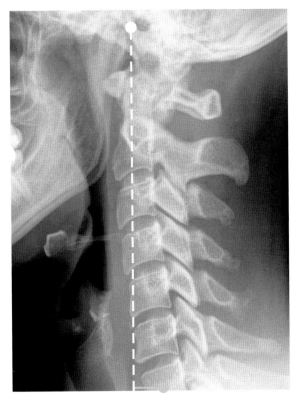

图 3.11　铅垂线经头部重心的位置。橙色线为颈部肌群的力臂。

颈部肌肉紧张　颈肌的力臂（图 3.11）由图中橙色的横线表示，为 C7 椎体的中心点与垂直通过头部重心的铅垂线（白色）之间的水平线。

颈肌对抗的力矩等于头部的重量乘以力臂。图 3.12 示懒散姿势使力臂延长，颈肌需更大的张力才能保持抬头姿势。

如果一名成人的平均头部重量为 5kg，懒散姿势时当头部前移 6cm，力矩即增加了 3Nm。这样的结果也可解释为什么头前屈体位时颈肩肌肉的肌电活动有所增加（Schüldt 等，1986；Marshall 等，1995；Yoo 等，2006）。

懒散姿势导致腹式呼吸更困难，也使颈部肌群张力增加。这样就增加了肋骨呼吸成分，使颈部辅助呼吸肌更紧张。

懒散姿势导致颈部肌群张力增高更明显是因为此姿势引起头颈向腹侧移位，过度牵拉了颈前部的组织。这些组织的作用是使下颌向后、向下活动。这个向下的力量需由颈伸肌群和使下颌上抬前凸的肌群对抗。下颌肌群的张力增高会导致颈伸肌群的张力增加。患者仰卧时，治疗师将指尖按压在患者的颈伸肌群上，使患者下颌前凸，治疗师很容易感觉到肌肉的张力（见图 4.5）。这时肌肉的张力比患者放松下颌依靠重力的作用放下头部时的肌肉张力高（见图 4.6）。下

面的自我感知训练提示患者头部向前的位置如何影响颈部肌肉的功能。

自我感知训练：肌肉平衡

如果你按图 3.12a 的懒散姿势将头前移，并尝试在此姿势吞咽，再与直立位姿势（见图 3.4）时吞咽相比较，会感到直立位时更容易，由此感受到颈部肌肉平衡的作用。

关节和神经受压　头部前移的位置导致上、中段颈椎后伸增加。过伸的姿势增加了颈椎小关节的压力，导致神经根受压（Farmer，1994）。小关节的压力限制了其活动，可引起关节退行性病变并加重对神经根的压迫。

自我感知训练：改善颈椎旋转

按图 3.12a 的懒散姿势将头尽可能前移而不感到不适，将头转向一边，记住你的视野边界。然后按正确的姿势（见图 3.12b）再转一次，会感觉更容易并且视野扩大了。

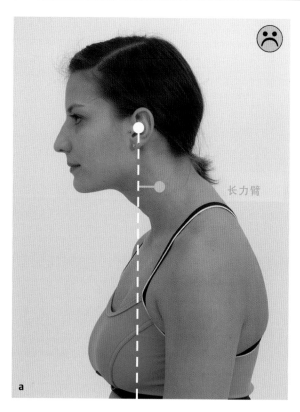
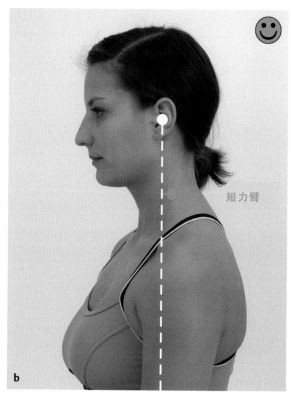

图 3.12 (a)长力臂,身体下垂,头向前(左)。(b)直立的短力臂(右)。

由头部前移引起的颈椎小关节负荷过大可能导致局部疼痛或牵涉痛(Dwyer 等,1990;Kim 等,2005)(图 3.13)。

椎间盘受压 头部前移可引起上、中段颈椎伸展,从而导致椎间盘后部受压(图 3.14a)。很容易导致疼痛、撕裂和后部凸出。

脊髓和椎动脉空间不足 颈椎伸展引起椎管变窄。椎管变窄后使脊髓受压并抑制脊髓在椎管内的动态活动,如果原本椎管就狭窄将更加明显。颈椎后伸也缩小了椎动脉管腔,而颈前屈促进了颈总动脉的循环(Caro 等,1991)。

如果单侧横突孔狭窄,且脑的其他供血动脉也受损(双侧颈内动脉、对侧椎动脉),大脑的供血会减少。只有一条动脉供血不足并不影响大脑的血供,其他血管会代偿,患者通常没有症状(Rivett 等,1999)。

椎间盘负荷过大 如果懒散姿势不引起背部伸肌收缩,重力使腰椎和胸椎前屈至仅被结缔组织支撑。这样,脊椎前部的组织受压而后部的组织过伸(图 3.15a)。

因此,压力影响了前部的椎间盘和椎体的前部。椎体的骨密度比椎弓根的密度小,因此,长期习惯性的懒散姿势会导致椎体不可逆的楔形改变,出现临床上可发现的脊柱后凸畸形。

脊椎后部结构(椎间盘后部、后纵韧带、关节囊、棘间韧带)过度牵伸仅 10 分钟即可降低脊柱的稳定性(Little 和 Khalsa,2005)。此外,在懒散姿势时椎间盘的压力更大,因为在此姿势脊柱小关节没有任何负荷(Adams 和 Hutton,1980;Nachemson,1981)。

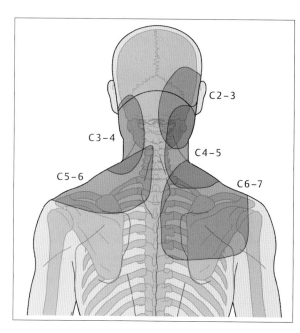

图 3.13 牵涉痛。

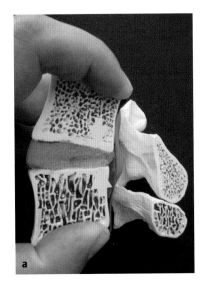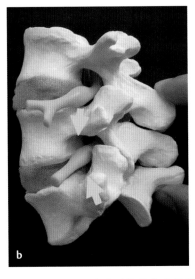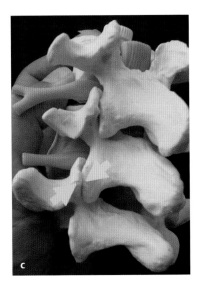

图 3.14　椎体间伸展角度对椎体节段的影响。

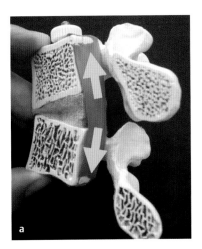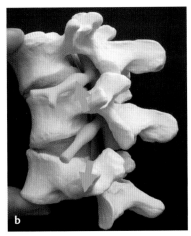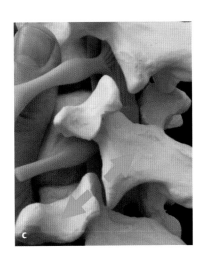

图 3.15　椎体间屈曲角度对椎体节段的影响。

脊柱后凸应力

　　起初对于很多人来说，懒散姿势更加舒服，因为腰椎伸肌放松，椎间孔打开，小关节没有负荷。然而，长此以往，这样的姿势对椎骨、椎间盘和韧带均有损害。

　　背部肌肉萎缩　习惯性的懒散姿势会导致背部伸肌萎缩。因此，椎体和骶髂关节的肌肉稳定作用消失，增加了关节、关节囊、韧带和椎间盘的张力。反过来，持续的姿势训练强化了背部肌肉，可重置并稳定扭转的椎体和骶髂关节。

　　腹部器官受压　懒散姿势压迫腹部内脏。此外，其阻碍了犹如按摩一样能够改善循环、腹部内脏活动

和功能的腹式呼吸。除了肝、肾、胆囊和胰腺，胃和肠道尤其受益于直立位姿势，且有助于腹式呼吸。因此值得去探索直立位姿势是否能改善消化系统疾病。例如，直立位姿势并不能使食管裂孔疝闭合，但脊柱后伸减小了胃的压力，同时将胃内容物推回食管。通过减少反流，后伸的姿势有助于减轻食管反流的不适。

3.3 无侧屈或扭转坐位

检查

　　对着镜子自查身体有没有侧屈或扭转，骨盆、胸部和头是否朝向同一个方向（图 3.16b 和图 3.17b）。

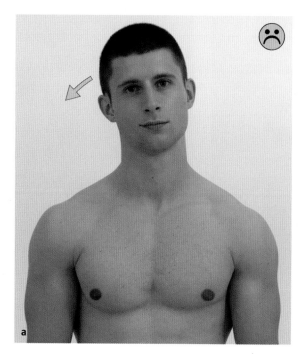
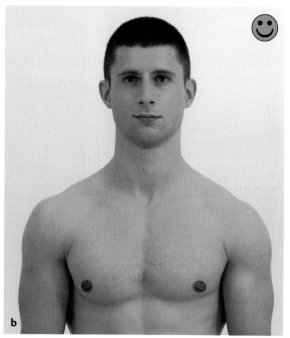

图 3.16   (a)头侧屈(b)与头部中立位相比较。

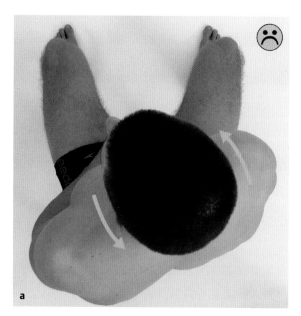
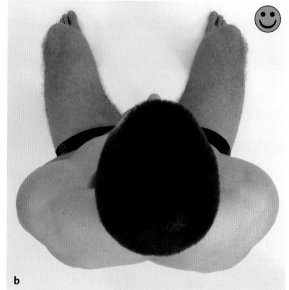

图 3.17   (a)扭转的上身姿势(b)与上身和骨盆在同一方向的非扭转姿势相比较。

训练

坐位时,保证脊柱没有侧屈或扭转。

替代训练　如果完全不能保持正确的姿势,应询问物理治疗师帮助找出原因并建议合适的治疗或改良的姿势。

疑难解答

如果脊柱的肌张力增加不是由扭转的姿势导致,可通过以下检查和训练来发现并解除可能的力学障碍。如果下列某一项检查为阳性,让患者做相应的训练并观察能否保持姿势不扭转,并且不产生张力增加。如果回答是肯定的,证明找到并解决了这一障碍。

• 试着使姿势不发生扭转,不需完全直立而只需感受到张力的位置,并同时做放松训练(35~43 页)。

- 良好姿势环境(24 页)。
- 双足对称坐位(11 页)。
- 坐位时双侧体重均匀分布(27 页)。
- 眼肌协调(57 页)。
- 旋转活动(78 页)。
- 肩部活动(69 页)。
- 上肢神经活动(73 页)。
- 髋关节伸展活动(96 页)。
- 大腿前侧肌群柔软度(99 页)。

脊柱侧凸该怎么办

如果存在脊柱侧凸,不能期望完全纠正。以最大限度改善患者的功能和症状为姿势纠正的原则。

前后对比

一天中有多长时间脊柱是没有侧屈或扭转的?

鉴别诊断

脊柱扭转的最常见原因是横断面和冠状面上错误的侧屈或习惯性的不对称运动模式,以及眼肌不平衡。脊柱侧凸是当脊柱前屈时侧凸面的肋骨凸起。习惯性的不对称运动模式在门诊的治疗过程中可被发现。如果没有,最好了解患者的工作环境,观察他/她的运动模式,以发现不对称及不符合人体工程学的运动。如果这种不对称的运动模式是保护性或代偿性的,当让患者纠正不对称姿势时,被保护和代偿的部位会表现出相应的症状。例如,一名患者因右耳耳聋将头代偿性地转到右侧,如果让患者将头恢复到中立位,其听力会下降。眼肌不平衡通常可由眼肌协调检查和训练来发现并改善(57 页)。

生物力学

未扭转的脊柱解除了扭转姿势下椎间盘、关节、神经和肌肉的力矩。

脊柱的扭转通常由脊柱侧凸引起。如果侧凸原因不明,则这种侧凸称为特发性侧凸。当然生长期结束后脊柱椎体的畸形不可能依靠康复治疗来纠正,但侧凸弯曲是能通过纠正相应姿势的缺陷、活动性和力量而得到部分改善的。

眼的重要性

颈椎的旋转会导致眼肌失衡。例如,如果右眼外直肌收缩或痉挛,眼球将被固定在外展的某一个位置。这意味着眼睛"看向"右边的某一点。因此为了能够向前看,患者通常会通过稍向左旋转头部来代偿。

3.4 脊柱中立位曲度维持稳定

检查

坐位时,能否维持腰椎的曲度和下颌至胸壁的距离不变,仅活动髋关节而保持其他关节不动使上躯干前倾、后倾(对比图 3.18a–c)?

首先假定脊柱处于中立曲度的姿势(见图 3.4)。

然后尽可能地伸开一只手的拇指和示指,将示指放在腰带后面的中间位置而大拇指放在能达到的最高腰椎处(图 3.18)。当身体前倾和后倾时,尽力保持示指和拇指间的距离,这样腰椎的曲度基本不变(图 3.18)。

当后倾时,保证你示指和拇指间的距离没有缩短。反过来,当前倾时,这个距离也不能增加,拇指不能向脊柱的下方滑动。

当前倾或后倾时,下颌至胸壁的距离应保持不变。可将另一只手握拳,置于下颌和胸骨间(图 3.18)。一段时间后,不需要手的帮助就能够在日常生活中仅通过髋关节的活动而倾倒上身(图 3.19b)。

训练

在日常生活中,当脊柱受到特殊的机械压力(如搬重物、推或拉),或前倾、后倾时,注意保持稳定的脊柱中立位曲度。

替代训练 如果肩关节活动受限,那么将大拇指和示指放在后腰处监测脊柱的曲度是不合适或不可能的。在这种情况下,可以将大拇指放在胸骨处而示指放在腹部。需要明确两个手指间距离的变化是由于呼吸还是脊柱曲度的变化。

疑难解答

如果患者依靠髋关节的活动达到前倾、后倾很困难,可通过以下检查和训练来发现并解决可能的力学障碍。如果下列某一项检查为阳性,让患者做相应的

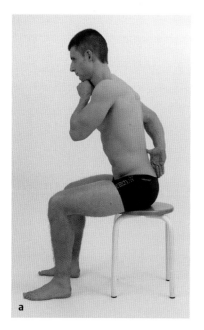
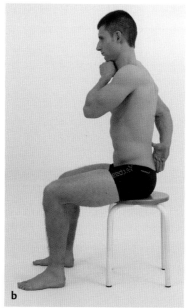
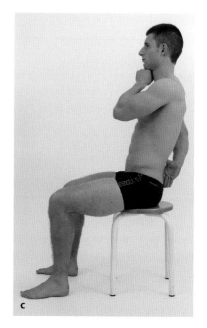

图3.18　脊柱中立位曲度。(a)通过屈髋使躯干向前倾。(b)处于中立位。(c)通过伸髋使躯干向后倾。

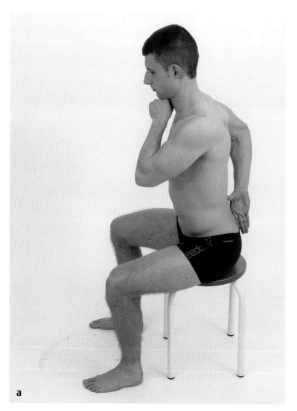
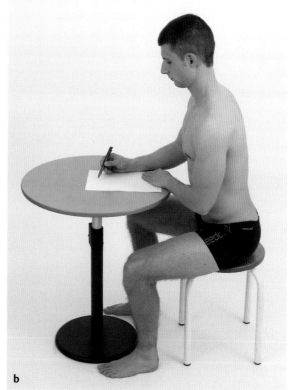

图3.19　当写字时,维持身体前倾的姿势,上躯干应作为一个整体。

训练并观察由髋关节前倾或后倾是否更容易。如果回答是肯定的,证明找到并解决了这一障碍。

- 座椅高度(25页)。
- 坐位时双膝、双踝间距(26页)。

- 双足对称坐位(11页)。
- 臀部肌群柔软度(85页)。
- 大腿后侧肌群柔软度(89页)。
- 髋关节屈曲活动(84页)。

前后对比

在机械压力(如搬重物、推拉)下或前倾、后倾时，有多长时间能维持稳定的脊柱中立位曲度？

鉴别诊断

假如座椅高度合适(25 页)，坐位时双膝关节和双足分开适当的距离(26 页)，双足对称放置(11 页)，那么维持脊柱中立曲度的前倾更容易，因为下肢的位置不当会阻碍髋关节的活动。臀部肌群柔软度(85 页)或大腿后侧肌群柔软度(89 页)训练有助于躯干改善前后倾。髋关节屈曲活动训练(84 页)有助于改善由于髋关节前屈不足而产生的阻碍。如果脊柱周围肌肉的稳定性不够，患者会潜意识地在后倾时后伸腰椎，在前倾时屈曲腰椎。

生物力学

脊柱中立位曲度维持稳定训练(21 页)使患者可能维持保护性的脊柱中立位曲度(12 页)，即使在特别的压力下(如搬重物、推拉、倾倒的姿势)。这种短时间的稳定训练有助于加强肌力并能使椎体维持在正确的位置。在没有特殊压力的长时间活动中，例如坐在电脑前，动态姿势对于避免静态姿势紧张非常重要。

3.5 坐位时上躯干保持平衡

检查

上躯干处于平衡的位置吗？

为了找到这个问题的答案，首先将左手放在耻骨上方的腹肌上，轻轻下压感受腹肌的张力(图 3.20a)。如果无法找到耻骨，将手指按在腹部边缘的阴毛处。将右手的大拇指放在右侧髂骨翼上，其余四指放在右侧的背部伸肌上(图 3.20b)。如果肩关节不舒服，可以交换左右手的位置(图 3.20c)。

如果你现在从直立位稍微后倾，并保持脊柱的中立位曲度(21 页)(图 3.20a)，可以用手指感受腹肌的张力，同时放松背部肌肉。

同样的，当从直立位前倾时，可以感受到你背部肌肉的张力而腹肌是放松的(图 3.20c)。

在前倾和后倾(图 3.20b)中间的平衡位置，能感受到背部肌肉和腹肌同样放松。

训练

如果很长时间保持坐位，应确保上躯干靠近直立位的姿势。

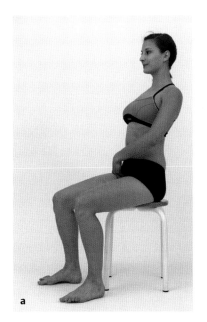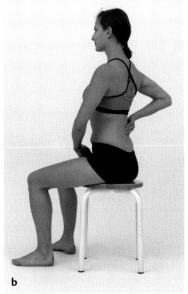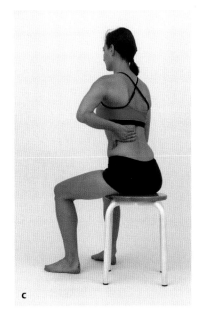

图 3.20　(a)上躯干后倾。(b)上躯干平衡。(c)上躯干前倾。

替代训练　试试看你能否在前倾或后倾时感受到腹肌和背部肌肉张力的变化，即使没有手指的帮助。这个训练能迅速并不易觉察地训练身体的自我感知，并在各种情况下找到上躯干的平衡位置。很快这个自我感知训练会教会你当你前倾或后倾时其他肌肉的张力也会发生变化。

疑难解答

如果患者感觉不到前后倾时肌肉链的张力变化，检查患者是否将手指放在竖脊肌和腹横肌上。在肥胖患者中，腹直肌的上端相对于下端更容易在剑突下触及。而且，在前倾和后倾时，只有当腰椎的曲度保持不变时，肌肉张力的改变才能很明显地被感受到。假如腰椎的曲度不能维持，手指不能分辨是肌肉张力的变化还是脊柱曲度的变化。如果腰椎曲度不够，竖脊肌不能保持足够的张力，那么手指感受到的从放松到紧张的变化就不明显。

如果患者保持僵直的直立位姿势，应使患者明白平衡姿势是动态姿势的中间位置(46页)。换句话说，一个人应该重复地通过这个平衡位置而不是停在中间位置。同时，为了避免肌肉的过度张力，脊柱不应该长时间远离这个位置。对身体最好的是以上躯干平衡姿势和脊柱中立位曲度为中心做小幅度的连续运动。在动态坐、站位训练中可找到这样运动的例子(46~50页)。

前后对比

在长时间坐位时有多长时间上躯干是接近直立位姿势的？

鉴别诊断

许多工作都要求坐位时上躯干保持前倾姿势，使背侧肌肉链的张力增高。患者会抱怨在工作时背部肌肉张力增加。

相对而言，在工作坐位时习惯性地上躯干后仰姿势通常不会发生。这样的姿势使前部的肌肉链负荷增加，包括胫骨前肌和髂腰肌，上到颞肌。结果是这条链上的任何部位都可能产生症状，如因颞肌长时间张力增加而产生头痛。

习惯性地上躯干后仰姿势最常见的原因是胸椎后伸不足。为了抬高视角，最常见的代偿方式是颈椎过度后伸，另一个方式是后仰。通常发生的是混合代偿机制。如果习惯性后仰导致了临床症状，应注意测试胸椎的活动度，必要时给予治疗。

如果习惯性地倾斜背部与上躯干导致症状，检查时应谨慎，如有需要还应进行胸廓伸展活动(65页)。

生物力学

如果身体的前后肌肉链得到相同的放松，上躯干平衡的姿势会解除椎间盘的压力并预防早期肌肉疲劳。在平衡姿势，躯干肌肉的力矩为0，那么直立位姿势就不费力。这使得上躯干平衡姿势成为理想的动态姿势的中间位置。

3.6 良好姿势环境

检查

经常用的(如椅子、桌子、电脑键盘)或看的(书、电脑或电视屏幕)物品是否放在合适的位置，使坐着或站立位时能保持中立位、平衡的姿势？

训练

将经常用的或看的物品放在合适的位置，使坐着或站立位时能够保持脊柱中立位、平衡的姿势(图3.21)。

疑难解答

无法执行的治疗方案的常见原因是不方便、太昂贵、需要得到别人的允许或需要个人的动力。

如果治疗师为某个公司提供人体工程学的建议，需要购买新的家具、设备或工具，应先与单位负责人商量而不是员工。这样假如负责人不同意，也不会让员工失望或破坏单位的工作气氛。

其中最佳的解决方法是治疗师首先将实践应用于自身，现场使用现有的工具。因此，建议治疗师至少携带可更换钻头的螺丝刀，以便可以调整椅子的高度等。如果桌子和显示屏的高度不够，可用随处可见的复印纸将显示屏垫高。此外，还有一些低成本且有帮助的方法，如运动方法，使用腰围、阅书架、护腕以及在接听电话时使用耳机。

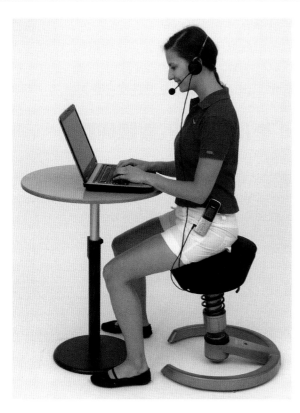

图 3.21　一个符合人体工程学的工作台。

标准

不要依赖人体工程学的标准，如手臂或腿应放置的确切角度。这个标准是个平均值且因人而异，有很大的可变范围。根据治疗师的专业和职责，不应强迫患者达到标准模式，而应帮助他/她寻找个人的生物力学平衡。

前后对比

患者的一天中有多长时间处在符合人体工程学的环境中？

鉴别诊断

最有效的方法是在患者产生临床症状时进行观察。例如，患者的症状出现在使用电脑工作时，应在其使用电脑时观察并在现场给予合适的纠正，通常 20 分钟已经足够了。

如果不能去到患者工作的地方，工作时的照片或录像也有助于治疗师发现问题并找到正确的解决方法。

生物力学

符合人体工程学的环境最重要、最基本的原则是：

- 中立位关节位置(11~34 页)。
- 短力臂(18 页)。
- 解除不必要的张力(35~43 页)。
- 在收缩和放松间的动态姿势(44~50 页)。

3.7 座椅高度

检查

平时坐的椅子是否足够高，能使髋关节(图 3.22，①)高于膝关节(图 3.22，②)吗？

训练

确保平时坐的椅子足够高，使髋关节(图 3.22，①)高于膝关节(图 3.22，②)。

怎样调整合适的座椅高度

如果座椅高度足够，坐直会变得非常容易。如果座椅过高，大腿后侧会有压迫感或有向前滑动的感觉。理想的座椅高度是脊柱容易直立且大腿后侧没有压力或向前滑动的感觉。

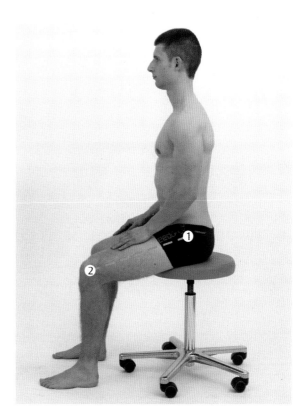

图 3.22　正确的座椅高度。

疑难解答

不可调节高度的座椅可用坐垫来增高。如果没有坐垫,患者可将双脚放在椅子下面以降低膝关节的高度。然而,这只是短时间的权宜之计,因为这样的姿势不稳定,会使腘绳肌紧张,并增加髌股关节的压力。

前后对比

坐位时有多长时间髋关节高于膝关节?

鉴别诊断

如果抬高了座椅导致腰痛,可能是由于桌子的高度未做相应调整,患者代偿性地向前弯腰。

另一方面,如果存在腰椎管狭窄,抬高座椅的直立位有可能导致腰部及下肢症状,因为脊椎伸直减小了椎管的空隙。在这种情况下,可放低座椅高度直到症状消失,即使这时髋关节低于膝关节。

生物力学

如果双脚不能完全放在地面说明座椅太高了。在这样的姿势下,座椅前缘会压迫大腿后侧,不仅不舒服,还会影响静脉回流。如果患者为了避免这种压迫而向座椅前移动,会有向前滑的感觉。如果为了缓解压迫而抬高足跟,那么必须收缩髂腰肌以减轻下肢的重量。如果习惯了这样的姿势,会导致髋关节、腘窝、腰椎和呼吸系统功能障碍。

如果座椅太矮,髋关节屈曲的角度过大会引起髋后伸肌群的张力过大。髋关节屈曲的角度造成髋后伸肌群的柔软度不足因人而异会产生阻碍,可通过锻炼臀部肌群柔软度得到改善(85 页)。因此,提供一个确切的髋关节屈曲角度给患者是没有意义的。

3.8 坐位时双膝、双踝间距

检查

双膝和双踝间的距离是前臂的长度吗(图 3.23)?

训练

当坐位时,保持双膝和双踝分开的距离为前臂的长度。

疑难解答

髋外展的活动度不足以使膝和足超过髋关节,尝试提高大腿内侧肌群柔软度观察能否改善(94 页)?

前后对比

坐位时有多长时间双膝和双踝分开的距离为前臂长?

鉴别诊断

实际上,双膝和双踝距离过远较为少见,常见的是距离不足。有很多原因,通常患者的双膝距离过近与社会角色有关。例如,他们跷二郎腿是为了显得优雅或庄重。这个姿势会增加髋内收肌的张力。同时,当

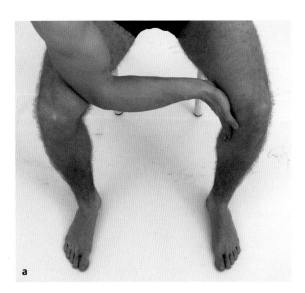
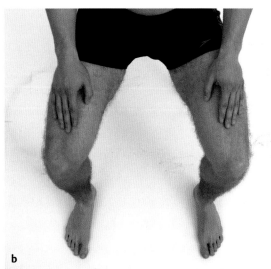

图 3.23　前臂的长度(a)是双膝与双踝之间的直线距离(b)。

跷二郎腿成为习惯,最后会导致肌肉挛缩。大腿内侧肌群柔软度检查阳性提示内收肌挛缩(94页),在这种情况下,盆底肌或髂腰肌通常紧张。因膀胱、肾脏、胆囊、肝或胃的炎症引起的这些肌肉的固定反射也可能是双膝和双足距离不足以及广泛腰痛的主要原因。因此,如果双膝或双足间距离过近以及有广泛腰痛,建议注意以下炎症表现:

- 膀胱:尿频、尿急、尿痛。
- 肾脏:肾区叩击痛。
- 肝:皮肤和巩膜黄染。
- 胆囊:进食脂肪食物后绞痛。
- 肠道:便秘、腹泻、腹痛及便后缓解。
- 胃:胃灼热、黑便,当饥饿、压力大,饮用咖啡、酒或吸烟后上腹痛。

排除疾病

如果在这些检查中有一项或多项为阳性,患者应咨询医师或内科专家做进一步检查。如果有胃刺激的指征,需要明确是否由幽门螺旋杆菌感染引起。

生物力学

像正确的椅子高度,双膝间的距离更远可促进骨盆前倾从而保证脊柱的中立位曲度。让患者尝试并拢膝盖或跷二郎腿,感受竖脊肌的张力增加。

3.9 坐位时双侧体重均匀分布

检查

坐位时上躯干重量是否平均分布在双臀(图3.24b)?双下肢是否完全放于地面(图3.25b)?

训练

确保坐位时重量平均分布于双臀(图3.24b),且双腿完全放松地放在地面上(图3.25b)。

替代训练　如果不确定重量是否平均分配,通常可以左右移动几次将重量分别加在左、右侧臀部,然后取中间位置让重量平均分配在双臀。

疑难解答

如果有脊柱侧弯,当中立在双臀平均分配时脊柱

可能有不平衡。如果这种感觉持续存在,为了维持脊柱的平衡,可能要让双臀承受的重量稍有不同。

前后对比

坐位时有多长时间重量是平均分布在双臀,且双下肢完全放在地面上?

鉴别诊断

患者可能因感觉或体位改变而失衡。例如,如果坐骨结节旁的坐骨神经发炎,感觉过敏可能使患侧感受到的压力比实际大。当患者坐位时,如果治疗师将双手放在患者的坐骨结节上,可以感觉到重量不平均。常见的原因包括脊柱侧弯、工作或休息时不对称姿势的习惯、骶髂关节问题、臀肌体积不对称或疼痛体位。

生物力学

坐位时平均承重可以预防脊柱畸形、脊柱周围肌肉紧张和骶髂关节不稳。将双足置于地面有助于放松髂腰肌分布,减少髋关节和腰椎的压力,促进腹式呼吸(42页)。

3.10 站立位双足间距

检查

站立位时双足的间距是一只鞋的宽度吗(图3.26)?

训练

站立位时双足分开至中间可再放入一只鞋(图3.26)。

疑难解答

因感觉障碍或外力作用导致的平衡障碍需要更宽的间距来维持平衡。有平衡障碍的患者应进行平衡功能训练,以维持正常的间距。

对于骨盆特别宽的患者,间距可能要大于一只鞋。治疗师应指导患者留出"宽于一鞋"的间距。而留出"臀宽"间距则对大多数患者无益,因为他们通常搞不清髋部指哪个部位,或如何将这一距离用于足间。

前后对比

站立位时有多长时间双足的间距是一只鞋宽?

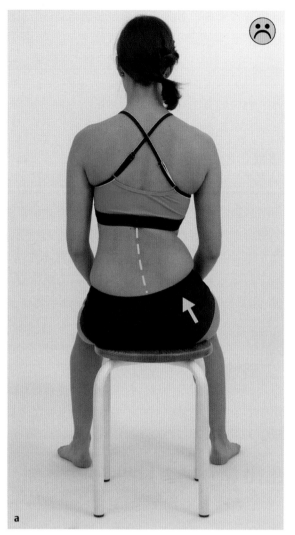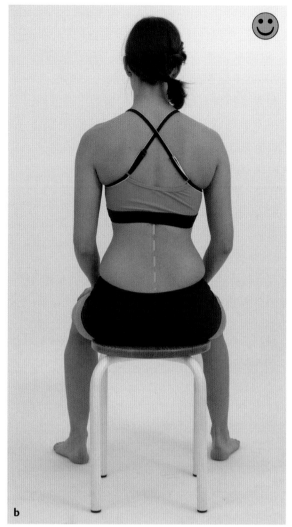

图 3.24　臀部不均衡负重(a)和均衡负重(b)。

鉴别诊断

如果间距过窄,如双足靠拢,则很难保持平衡。这样,髋部肌肉及盆底肌会变得紧张。因此,如果患者的髋部肌肉和盆底肌过度紧张,可能的原因是间距不够。

另一方面,间距过宽使足弓和第一跖趾关节负荷过大,可能导致各种足畸形。因此,当足出现了这样的畸形时,应检查站立位时的双足间距。

注意判断足间距过宽是否为了代偿平衡障碍,如果让患者缩小间距,患者出现可观察到的失衡或主观感觉保持平衡困难是平衡障碍的表现。如果这样,应找出原因并给予相应的治疗。

生物力学

双足间距为一只鞋的宽度,大约与双侧髋关节间

的距离相等,使双下肢的轴平行。这样的平行位置有利于骨盆即使在身体的重量移到一边时仍保持水平。此外, 正确的宽度缓解了髋关节和足间各关节的压力,并有助于保持动态平衡的稳定。

3.11 站立位时双侧体重均匀分布

检查

站立位时身体的重量如何分配?双足承受的重量是一样的吗?是否将体重平均分配至双踝和前脚掌?

训练

在日常生活中,站立位时应尽量将体重平均分配到双足 (对比图 3.27 至图 3.29),包括足跟和前脚掌

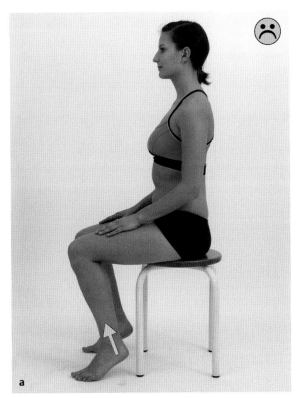
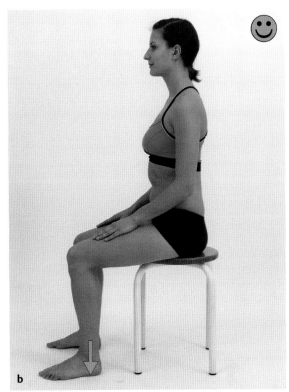

图 3.25　紧张(a)和放松(b)的腿姿。

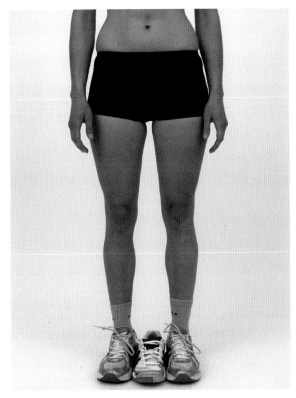

图 3.26　站立位时双足间为一只鞋的宽度。

(对比图 3.30a-c)。这个姿势不应是固定不变的,而应该是动态姿势的中间体位,你可以不停地向各方向移动重心。例如,你可以前后(图 3.30a-c)或左右转移(图 3.27 至图 3.29)。要避免习惯性地偏离中间位置往同一个方向转移(左、右、前或后)。可通过自我感知训练自查。

自我感知训练:左右体重分配

　　可通过检查双侧髋部肌肉的张力判断是否偏移到了一边。将双手分别放在髋部,即髂嵴下方(图 3.28)。现在将体重转移到左边,肩膀和骨盆平行向左移,保持伸膝(图 3.29)。这时左手会感觉到左髋部肌肉的张力增加了(图 3.29,①)。相反,如果将体重转移到右侧,会感到右髋肌肉紧张(图 3.27,②)。现在找到中间位置,在这个位置双侧感觉相对放松(图 3.28)。在这个中间位置,你的体重是平均分配在左右两侧的,应该是动态姿势的中间位置。只要稍加训练,就能学会即使不用手也能感觉向左或右移动时髋部肌肉的张力。

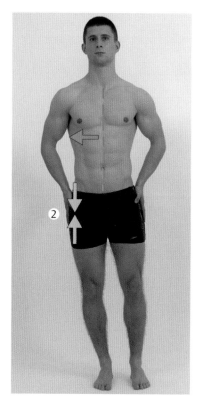

图 3.27　如果重心右移，右髋关节肌肉紧张。

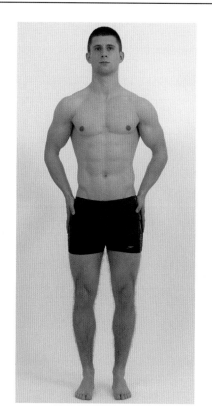

图 3.28　如果体重均匀分布，臀部肌肉放松。

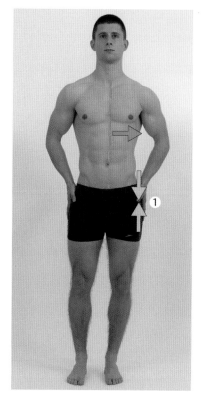

图 3.29　如果重心左移，左髋关节肌肉紧张。

自我感知训练：前后体重分配

可通过感觉下肢肌肉的张力来判断体重是否平均分配在足跟和前脚掌（图 3.30b）。如果重心偏离背部越远，向着足跟、胫前和足背的肌肉会紧张（图 3.30c）。如果向前倾，小腿肌肉会紧张（图 3.30a）。

替代训练　如果躯干后倾将重心置于双足而很难感觉到胫前的张力时，仍然可以光脚站在镜子前观察胫前肌肉的张力。当向后倾的瞬间，胫骨下方的肌腱会凸出来，很容易看到。前倾时肌腱会放松。

疑难解答

双足体重平均分配可能是为了代偿双腿的不等长，或是为了维持骨盆水平。

应测量是否存在双下肢不等长（图 3.31）。如果存在，部分或完全纠正取决于对身体的功能和结构哪一样最有利。通常纠正后即可改善体重的平均分布。

前后对比

一天中有多长时间体重是平均分配在双足的？

鉴别诊断

单纯观察很难判断是否存在下肢不等长。某项纳入 150 例患者的研究比较了观察和 X 线检查结果。视觉检查错判了 43% 的与临床有关的下肢长度差异，从 6~10mm 不等（Kerr 等，1943）。

使用触诊仪（PALM）成像的 X 线片可能更为精确（Pertrone 等，2003）。PALM（图 3.31）通过治疗师触诊来定位人体骨性标志，是一项可提供客观检查结果的检查工具。

如果治疗师通过手指定位将检查工具置于髂嵴，患者左右移动重心时，可通过骨盆的倾斜角度检查重心变化的影响。

结构性或功能性下肢不等长可通过以下训练来判断：旋转活动（78 页）、臀部肌群柔软度（85 页）、大腿后侧肌群柔软度（89 页）、大腿内侧肌群柔软度（94 页）。如果这些训练可改善下肢不等长，则提示不等长是功能性的。

双秤试验　让患者站在两个体重秤上（图 3.32），不看秤的数值，让患者用手触摸髋外展肌感受肌肉的平衡（见图 3.28）。当患者告诉你其感受到肌肉的平衡

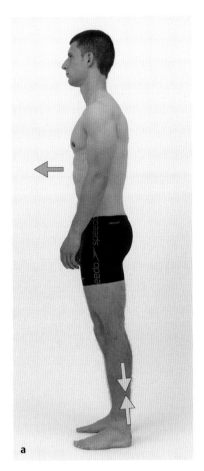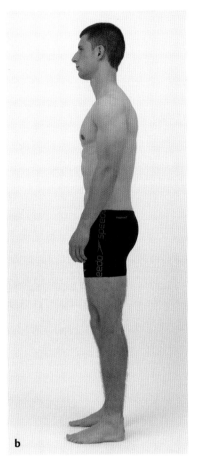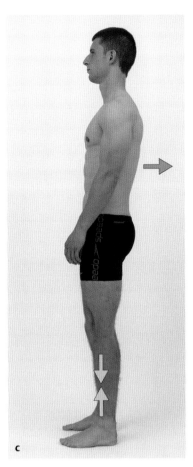

图 3.30 如果躯干向前倾,小腿肌肉会紧张(a)。如果患者在站立位时体重平均分配,小腿和胫前肌肉会放松(b)。如果患者躯干向后倾,胫前肌肉会紧张(c)。

时,检查秤的数值。如果体重是左右平均分配的,说明用手触摸肌肉的方法可靠。

否则,应触摸肌肉平衡(见图 3.28)。如果双秤显示相同的数值,说明患者还不能自己感受肌肉的平衡而应多加训练。

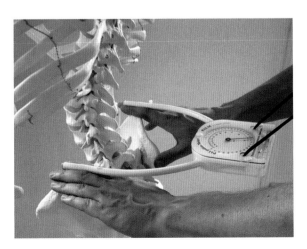

图 3.31 用 PALM 测量骨盆倾斜。

如果感受到肌肉平衡而双秤显示的重量不等,说明肌肉可能代偿了其他的不对称。如果很难发现并纠正,通常应保持脊柱的肌肉平衡而不是非要使双秤显示的数字相等(见图 3.28)。对患者来说,重要的是无论是髋部肌肉平衡还是双足的体重平均分配,都是为了最大限度地改善功能和症状。

生物力学

当双下肢等长,站立位时体重平均分配可促进下肢的肌肉平衡、骨盆关节的稳定和脊柱在冠状面的中立体位。

根据双侧足底的压力感应比较双足之间的重心分布,对比上述肌肉平衡的触诊精确度欠佳(见图 3.28)。这是因为手指的触诊比足底的压力感应更精确。此外,如果长时间体重分布不均,足底压力也会改变。足底压力的变化只有在坚硬的表面上才可感觉到。因此,在检查重心分布时不适宜穿有柔软鞋垫的鞋。

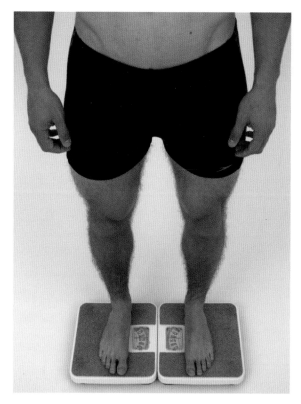

图 3.32 双秤试验。

3.12 站立位时上躯干保持平衡

检查

站立位时上躯干是平衡的吗？

为了找到这个问题的答案，先将左手放在腹部，即耻骨上方，轻压感受腹肌的张力（图 3.33a-c，①）。如果无法找到耻骨，将手指按在腹部边缘的阴毛处。将右手拇指指向右侧髂嵴，其余四指放在右侧背部伸肌上（图 3.33a-c，②）。

现将骨盆前推直到手指感觉到腹肌的张力并推开手指，而背部肌肉放松（图 3.33a）。

同样，当将臀部向后推时可以用手指感觉背部肌肉的紧张而腹肌放松（图 3.33c）。

现在找到前面两种状态的中间位置，使背部肌肉和腹肌同时放松（图 3.33b）。这就是上躯干平衡的站姿。

如果习惯性的姿势是上躯干后倾，骨盆前移，先通过挺腹感觉平衡姿势。如果用两面镜子从侧面观察，或者让别人来观察，就会发现姿势不正确。在平衡姿势状态下，身体看起来更挺直、更平衡。

训练

站立位时，尽量使上躯干靠近中垂线。

替代训练 尝试在身体前倾或后倾中不用手指能否感受到腹肌和背肌张力变化。这可以训练身体自我感知能力并在日常生活中轻易、快速地找到平衡上躯干的姿势。自我感知训练会告诉你当身体前倾或后倾时其他肌肉张力也会发生变化。

疑难解答

如果患者无法感受到前侧、后侧肌肉链的张力变化，应检查患者实际是否将手指放在竖脊肌和腹直肌上。在超重的患者，腹直肌的上端正好在剑突下，比其下端容易触摸。

> **推而不是倾斜骨盆**
>
> 只有患者不倾斜骨盆时，肌肉张力的变化才容易被触摸。在寻找上躯干平衡位置时，应在放松状态下推骨盆向前、向后，而不是前倾和后倾骨盆。

如果姿势调整后不久，患者很快回到骨盆前移的姿势，可能是因为胸椎后伸不足的代偿姿势。将上躯干和骨盆调整到平衡可引起骨盆稍向下，为了使对线上抬，或使骨盆前移，或使颈椎过伸。因此，对于骨盆前移的患者，应检查其胸廓伸展活动（65 页）。如果测试是阳性，应相应改善胸廓伸展的活动范围（65 页）。

如果患者通过骨盆前倾代偿胸椎伸展不足，需要重新指导其进行骨盆调整并挺直胸椎。这种上躯干平衡的正确姿势对于患者来说似乎过度矫正。如果患者可在两面姿势镜中看到正确的姿势并不像主观感觉的那般滑稽，而是看起来躯体更挺拔且腹部更加平坦，才会在日常生活中有动力维持该姿势。

前后对比

一天中有多长时间站立位时上躯干是靠近中垂线的？

鉴别诊断

最常见的站立位姿势不平衡是骨盆前移（图 3.33a），导致腰椎的压力和腘窝的张力增加（见本节"生物力学"）。

如果腰椎的压力引起了局部症状，当姿势得到调

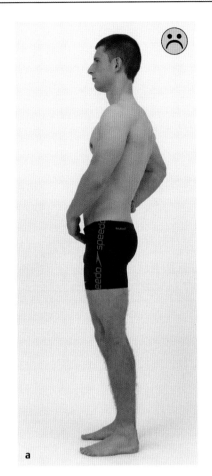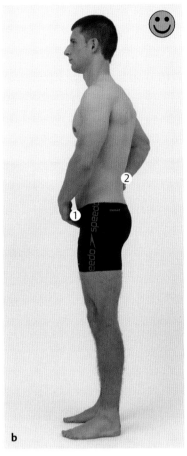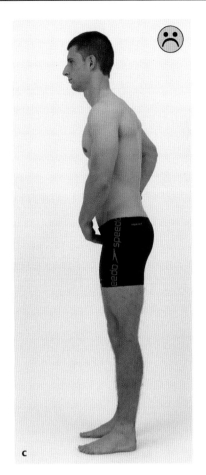

图 3.33　站立位时骨盆前倾位(a)、平衡位(b)和后倾位(c)。

整后症状会很快缓解。另一方面,由于神经再生比较慢,在姿势调整一段时间后才能判断骨盆前移是否导致股外侧皮神经麻痹(见下文)。

股外侧皮神经区域感觉异常

　　可以根据感觉异常的部位来判断是股外侧皮神经还是 L1 和 L2 神经根的问题。如果损伤在外周,股外侧皮神经通常在肌腔隙受压,可导致大腿外侧的大范围麻木。另一方面,凸出的椎间盘通常只压迫股外侧皮神经其中的一条神经根(L1 或 L2)。麻木的范围是根据 L1 或 L2 皮支的走向分布。其他神经受压的指征包括:腰椎牵引时大腿外侧麻木缓解和腰椎向患侧侧屈时麻木加重。

生物力学

　　前后肌肉链同时放松时,上躯干平衡姿势可以减少椎间盘的压力,预防躯干和髋关节肌肉迅速疲劳和紧张。相反,上躯干平衡姿势为了平衡躯干肌肉,此时的力矩为 0,直立位姿势不费力。这使平衡的上躯干成为动态姿势的理想位置。此外,当上躯干平衡时,膝关节过伸的问题便迎刃而解。

　　相反,骨盆前倾的姿势不仅会导致膝关节过伸,且会增加腘窝不必要的张力和腰椎的压力。骨盆前倾增加了腰椎前凸,因此增加了腰椎后侧的压力,同时也使上躯干后倾。这种后倾必须通过增加屈髋肌的张力来代偿。这些肌肉包括髂腰肌、阔筋膜张肌、臀中肌和臀小肌前束。

　　阔筋膜张肌、臀中肌和臀小肌前束的张力增加会导致这些肌肉和阔筋膜局部的持续症状。纠正骨盆前倾是长时间改善症状的唯一方法。然而,如果肌肉紧张已经发生数年,不断纠正姿势仅能月复一月缓慢改善。

　　一方面,髂腰肌紧张增加了腰椎的压力。另一方面,紧张的髂腰肌变得僵硬且体积增大,会压迫肌腔隙的股外侧皮神经。

　　股外侧皮神经另一个易受损的部位在肌腔隙出

口处,神经突然向下走行。骨盆前倾时使神经在此处更加紧张。如果张力持续存在,典型的后果是大腿外侧出现麻木感。

屈髋可缓解股外侧皮神经的牵拉。原因是屈髋时神经从肌腔隙出口的弯曲消失了。此外,屈髋时放松了髂腰肌,因此给神经留出了更多空隙。

纠正骨盆前倾站姿减小了股外侧皮神经的张力,使神经受损有机会恢复。但由于神经恢复很慢,如果麻木已经存在很长时间,症状缓解可能需要数周或数月。

第 **4** 章

放松

使痉挛的肌肉放松下来,有助于减轻关节、神经、淋巴管和血管的压力。更重要的是,降低肌张力可减少肌内血流阻力,改善微循环灌注。

收缩与放松并非发生在单块肌肉的局部,而更像多米诺骨牌式的链式反应,且通过支链影响全身各处肌肉。舌-下颌-下唇-肩-腹部就是一条这样的链条,对其进行一些训练,可同时使整个背部肌肉组织得以放松。

4.1 放松舌部

检查

舌头放松了吗? 舌头与前面的牙齿保持一定的距离了吗? 舌头是停留在口腔中的宽敞位置吗(图 4.1)?

训练

当舌头不进行活动(吃、喝、说话)时,应确保其在口腔内放松,休息于口底的宽敞位置上,距离前面的牙齿有一定的距离。

若感到下颌放松了,舌头就找到了正确的放松休息位。若感觉舌头在放松位时仍过长,可以让下颌下垂更多一些, 以此来调节舌头在口腔内的长度(37页)。

替代训练 关于舌头与前部牙齿保持一定距离,并无准确定义,目的是给患者自己寻找正确的舌放松位留有腔隙。这种休息位的目的主要是令下颌肌群放松。若凭自己感觉找到舌休息位后仍然无法使下颌肌群张力下降,可以令舌头自然放松于口底,舌尖置于上门牙后方,并与之略有距离。如果患者无法弄清这个距离到底应该有多大,那么患者可以自己选择适当的距离, 且在这种情况下能使下颌肌群感到最为放松。如何找到舌的休息位以促进下颌肌群放松,下面一段描述亦对此大有裨益。

> **如何找到舌部的正确放松位置**
>
> 舌头的前 1/3 向前上滑动,轻触到上腭,距离前门牙大约 1cm 处为止(图 4.1),令舌头的后 2/3 保持放松,就像吊床一样。若舌头位置就是你发字母"I"音的位置,你也可考虑发字母"L"音时的舌位。
>
> 此处描述的舌休息位仅适用于坐位或站位。当你仰卧时,充分放松,让你的舌头和下颌随重力自然向后滑动。

疑难解答

若通过上述调试,患者仍然无法感到下颌放松,那么请参考以下内容:

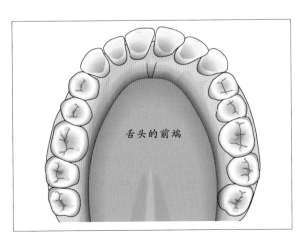

图 4.1 舌头的正确位置。

舌头的前端

- 脊柱中立位曲度(12 页)。
- 放松下颌(37 页)。
- 放松下唇(38 页)。
- 腹式呼吸(42 页)。

经口呼吸时,即无法通过前述训练而令舌头触及上腭。若发现患者经常经口呼吸,则应询问其在闭口呼吸时,经鼻空气是否充分。若的确不够充分,那就让患者坚持闭口呼吸 5 分钟,如此常能充分打开鼻腔气道。

前后对比

放松舌头,使其与前门牙保持一定距离,这种状态的时间百分比是多少?

鉴别诊断

多数患者并未意识到自己舌头所处的位置。因此,当治疗师向他们询问病史时,患者常无法明确舌尖触碰上腭是偶尔情况还是日常习惯动作。治疗师可以通过患者舌头的活动进行评估。

> **观察舌面**
>
> 如果舌尖触碰上腭是习惯性动作,那么舌头边缘会印有齿痕(图 4.2)。观察齿痕的位置可以判断患者习惯性将舌头压向哪一边(前方、侧方或两边)。舌肌轻度紧张可导致齿痕消失。因此,只有当舌头充分放松于口底时,才可以观察到齿痕(图 4.2)。要想观察到患者的齿痕,治疗师在嘱患者张口时不要提及舌头。若在这个过程中提到舌,患者不可避免地会伸舌,或者以其他方式引起舌肌紧张。

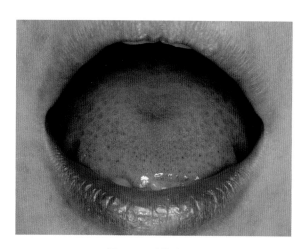

图 4.2　舌缘齿印。

生物力学

舌在口腔底部的生理休息位是保证上颌正常发育的前提。在生长发育过程中,若无舌头接触上腭,则上颌宽度会发育不充分,结果导致鼻腔没有充分的气道,上颌的牙列没有正常分布所需的足够空间。

在发育末期,舌头处在上颌的位置也有益处:其一,如此,大多数患者会发现下颌更加放松;其二,此位置的舌头起到分隔作用,将口腔前、后半部分开。前部口腔的牙齿浸浴于唾液中而得到保护,同时前半部口腔不会因受到后半部口腔气流的影响而引起干燥。唾液中所含的矿物质、抗体和缓冲盐可以防止龋齿或齿龈炎。

舌头最常见的功能紊乱是过度向前推和紧抵牙齿。舌头向前的压力使牙齿移位,造成牙齿和齿龈分离,引起细菌生长,牙颈也直接暴露于冷、酸环境中。

> **功能紊乱**
>
> 口腔科的"功能紊乱"这一术语指咀嚼肌和舌的非功能性活动,这包括磨牙、舌头紧抵前方的牙齿等。

若无双侧翼腭肌的收缩,那么舌前部抵住上腭产生的反作用力就无法抵消,因此实际上此时舌尖是无法抵住上腭的。

> **翼腭肌**
>
> 翼腭肌的习惯性紧张可引起一系列问题:
> - 肌肉本身的疼痛性刺激。
> - 耳鸣。
> - 耳朵的压力感。
> - 翼腭肌起始处的紧张,进一步引起蝶骨和颅骨之间的应力升高。
> - 翼腭肌的下头牵拉会导致下颌头骨赘形成。
> - 翼腭肌的上头牵拉会引起颞下颌关节盘向前内脱位。
> - 关节盘前脱位可导致颞下颌关节痛、响动和绞锁。

4.2 放松下颌

检查

坐位或站位：让下颌随地心引力自然下垂。你感到脸颊放松了吗？你感觉到上排牙齿和下排牙齿之间有很大距离了吗（对比图 4.3 和图 4.4）？

仰卧：地心引力能使你放松的下颌向后滑动吗（对比图 4.5 和图 4.6）？

训练

在日常生活中，让下颌自然下垂，保持双唇轻闭（图 4.4 和图 4.6）。

疑难解答

若患者无法放松下颌并自然下垂，请参考以下内容，问题即可迎刃而解：

- 脊柱中立位曲度（12 页）。
- 放松下唇（38 页）。
- 放松舌部（35 页）。
- 腹式呼吸（42 页）。

- 放松肩部（40 页）。

应用口内肌筋膜松弛技术处理咬肌，也有助于患者感知什么叫作下颌放松。

前后对比

在日常生活中，下颌放松的时间所占百分比是多少？

鉴别诊断

下颌肌高张力的原因包括反射诱发、代偿、肌群紧张的局部表现、压力。

反射性肌张力增高可由疼痛或血肿引起。若由疼痛引起，则需鉴别痛源是肌肉还是牙齿。因下颌肌肉功能紊乱引起的疼痛，可通过有意识的松弛训练（35～43 页）及人工肌筋膜释放技术予以解决。

> **皮下血肿**
>
> 牙医注射局部麻醉药后，患者不能自然张口，若此时未发现颞下颌关节问题，就有必要考虑是否存在相关肌肉（通常是咬肌）的损伤。如果真有血肿，通常的物理疗法是无效的。若血肿无感染，则 6 周左右多可自然消退。有感染者要予抗生素治疗。

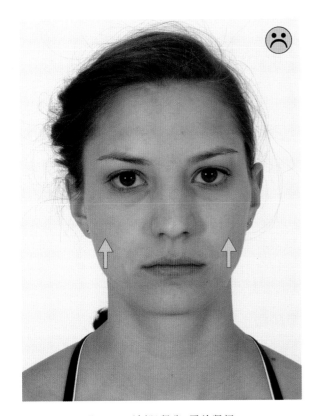

图 4.3 下颌肌紧张，牙关紧闭。

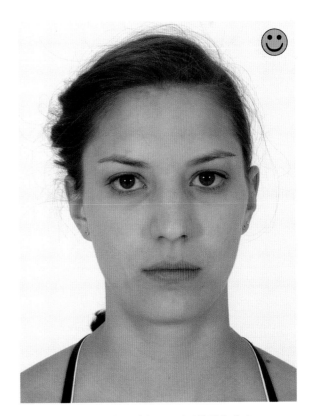

图 4.4 下颌肌放松，上下两排牙齿分离。

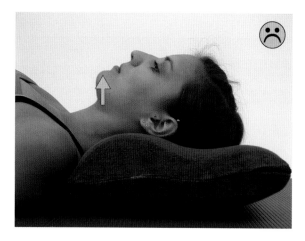

图4.5　向前滑动下颌时,下颌肌张力显著增高。

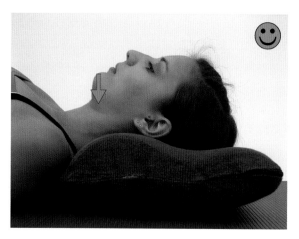

图4.6　让下颌随地球重力自然向后滑动。

若下颌肌群张力升高是由牙齿和牙龈疾病引起的,则必须由牙医来治疗。如果只通过下颌放松训练或人工松弛技术,那么这种疼痛只能得到轻度缓解,且持续时间不超过10分钟。另一种情况,牙齿和牙龈健康,下颌肌群习惯性的高张力是引起牙痛的唯一原因,此时人工松解术会使疼痛迅速缓解,且可以保持疗效长达数小时。

懒散姿势可导致下颌肌紧张。通过将脊柱调整至中立位曲度(12页)并让患者适应,即可缓解上述肌紧张。姿势与下颌肌张力之间的关系将在后面"生物力学"部分予以阐述。

如果紧张的肌肉只是高张力反射中的一环,那么当其他肌肉放松下来后,该肌紧张也会自然降低(24页,35~43页)。

压力性肌紧张会随着压力变化而升高或降低。例如,产生压力的主要因素是工作,那么询问病史会发现患者上班时的肌张力比下班时高。

生物力学

上下两排牙齿应仅在咀嚼与吞咽时相遇。其他情况下频繁收缩,会使升下颌肌群(咬肌、翼内肌、颞肌)、下颌关节乃至耳朵超负荷。若患者能够重新学会并保持下颌放松悬垂,则上述区域症状的预后良好。

> **持续放松**
>
> 只有当下颌肌张力增高并非由反射诱发、代偿,或肌紧张链条中的始动环节引起时,肌肉的高张力状况才可能持久下降。

> **姿势与咀嚼肌张力之间的关系**
>
> 代偿性咀嚼肌紧张最常见的原因是懒散姿势。患者处于该体位时,若想向前看,必须向前过伸颈椎才可以做到。这就引起颈前肩带肌弹性紧张度增高,从而进一步将下颌拉向后下方。有些患者会通过张口动作而缓解这种牵拉。但多数患者会保持下颌位置并对抗这种拉力。此时,为了对抗下拉力量,抬高下颌肌群的张力就会增加。相应的,在这个体位时,推动下颌向前的肌群(翼外肌、咬肌浅层)张力就会增加。

4.3 放松下唇

检查

达到下唇自然放松下垂,上唇被下唇轻微牵拉的状态了吗(对比图4.7和图4.8)?

训练

在日常生活中,如处于非功能状态(在不进行言语、表情动作时),令下唇轻坠于上唇下方(图4.8)。微笑后,应令下唇和嘴角随重力的牵拉而自然松弛。那么下次微笑时,会显得更加轻松自然。

疑难解答

若患者无法做到下唇自然微坠,请参考以下内容,问题即可迎刃而解。

- 脊柱中立位曲度(12页)。
- 放松舌部(35页)。

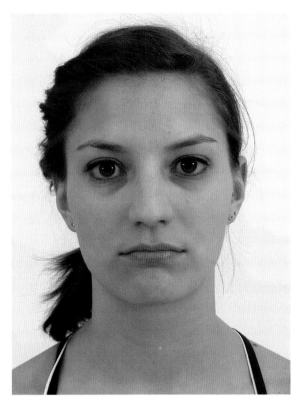

图 4.7 下唇和下颌尖之间的肌肉收缩会把下唇推向前方。

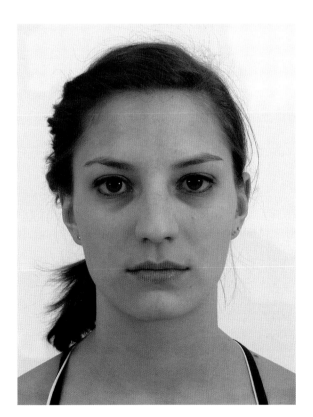

图 4.8 下唇轻坠于上唇下方。

- 放松下颌(37 页)。
- 放松肩部(40 页)。
- 腹式呼吸(42 页)。

若患者通过上述训练，仍无法成功做到这一点，就应检查是否存在下列情况：患者努力前伸下唇以纠正咬合不良(一种水平位的咬合不良)；或者上唇过短的情况，具体参看本节"鉴别诊断"。

咬合不良只能通过矫形治疗来处理。上唇过短可以通过牵拉训练而得以解决(图 4.9)。

前后对比

每天保持下唇轻坠于上唇下方的时间百分比是多少？

鉴别诊断

如果上下嘴唇间距过大(图 4.10)，患者通常会向前上推进下唇，通过这种代偿来闭嘴(图 4.11)。双唇间距超大，可能是由上唇过短或上下唇均过短引起的：

- 功能性下唇过短：懒散姿势时，颈前肌群紧张可将下唇拉向下(见图 3.3)。
- 上唇过短：上唇肌肉软组织过短，当口部随重力自然放松时，上唇遮盖门齿困难，或者根本无法遮住(图 4.10)。

另一方面，即使上下唇长度正常，若上下颌距离过大(无论是水平方向还是垂直方向)，也可导致双唇间距过大。

- 通常情况下，当上下白齿咬合时，上下门齿会有 2~3mm 的重叠。在前牙区开殆的情形下，就无上述

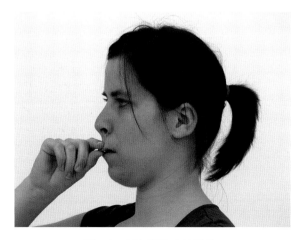

图 4.9 短上唇的牵拉训练。

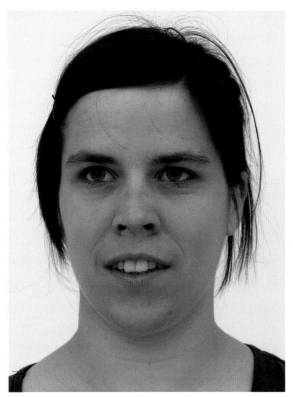

图 4.10　放松状态下, 上唇过短, 难以遮盖门牙。

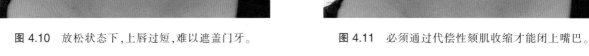

图 4.11　必须通过代偿性颏肌收缩才能闭上嘴巴。

门齿重叠现象。

• 如果水平咬合增加, 那么上下门齿水平间距会超过正常的 1~2mm。

生物力学

颏肌收缩, 下唇会被推向前上。若下颌同时也向前推送, 则下唇向前上运动会更加明显。同上, 上述两种运动同时存在。翼外肌是向前推送下颌的主要动力。因此, 下唇前伸, 必然是翼外肌收缩, 进而引起一系列后果(第 36 页, "生物力学")。

4.4 放松肩部

检查

直立, 脊柱中立位, 此时肩部是随重力自然放松下垂的吗(图 4.12a)?

仰卧时, 肩部是随着自身重力而自然垂向床面的

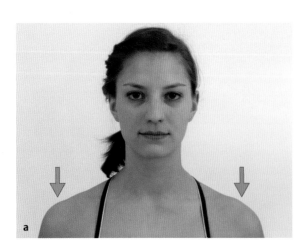

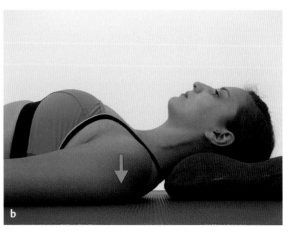

图 4.12　让你的肩膀在其自身重量下自然下垂。

吗(图4.12b)?

训练

在日常生活中确保肩部在直立的脊柱两侧放松悬垂。

疑难解答

若患者无法使肩部放松下垂,请参考以下内容:

- 脊柱中立位曲度(12页)。
- 放松下颌(37页)。
- 放松下唇(38页)。
- 放松舌部(35页)。
- 腹式呼吸(42页)。
- 令患者肘部自然放松,垂于身体两侧。

如果上述措施仍不能解决问题,注意如下情形:

- 胸廓伸展活动(65页)。
- 上肢神经活动(73页)。
- 肩部活动(69页)。
- 旋转活动(78页)。

如果在某些活动过程中张力增加,那么可检查这些特定活动的人体工程学,观察是否改善。某些不良习惯,如打电话时用肩膀和耳部夹电话,或者单手、单肩部搬运重物,在这些情况下,打电话时,限制头部活动,以减轻提肩肌群的负荷。用背包背负重物,也可显著减轻提肩肌群的负担。背包应配以腰带,以方便将背包固定于骨盆上,这样背包的主要负荷就落在了骨盆上,而不是双肩。

前后对比

每天双肩保持自然放松下垂的时间百分比是多少?

鉴别诊断

提肩肌群的正常肌张力有赖于其人体工程学环境(24页)、腹式呼吸(42页)、胸廓伸展活动(65页)、肩部活动(69页)、上肢神经活动(73页)以及旋转活动(78页)。通过适当的检查与训练可纠正上述部位的问题。若已达到检查目标且肩部已经放松,那么意味着病因已经找到并清除。

- 若在工作时颈部肌群紧张,则需鉴别生物力学与心理学原因。生物力学引起的症状可随具体任务的变化而变化,而心理学因素引起的症状可能会更有赖于工作环境氛围。因此,治疗师应询问患者的症状到底在多大程度上与具体任务或工作氛围相关。

- 只有约1%的人有颈肋。颈肋可刺激臂丛下部分支,导致提肩肌群反射性肌张力增高。用触诊手段排除颈肋的存在是不客观的,只有通过X线检查才可以确诊。

生物力学

可能会引起提肩肌群功能紊乱的生物力学因素包括:

- 提肩肌群紧张可能是一系列肌紧张链中的局部表现。通过适当的放松训练,才是解决该问题的关键。通常,放松下颌(37页)、放松下唇(38页)、放松舌部(35页)、腹式呼吸(42页)是放松的关键。

- 颈部屈曲扭转增加导致头部向前移位:只需通过恢复正常的脊柱中立位曲度即可矫正这种扭转(12页)。但首先要通过适当的训练(胸廓伸展活动、旋转活动)来松解相应的弹性对抗才可达到这一目的。

- 松解提肩肌群,保护臂丛,免受刺激。臂丛神经刺激通常与神经张力增高有关,正中神经最易受影响。此时可通过上肢神经活动检查和训练来改善症状(73页)。若通过训练而恢复了神经功能,则提肩肌群自然会松下来。

- 盂肱关节内旋受限而致提肩与前伸肩胛代偿。双侧盂肱关节内旋受限可导致双手向中线靠拢,如使用键盘的情形。如果盂肱关节内旋受限,则双手需向中线靠拢,同时伴有提肩与前伸肩胛代偿。只有在重建正常肩部活动时(69页),才无须这种代偿。

- 肘关节在体侧无法保持放松时,臂部扭转加剧。用计算机工作常会引起这类问题,例如,鼠标与键盘位置过远,仅用前臂还不够充分的情况。患者可通过下述自我感知训练体会肩关节屈曲内收时斜方肌张力升高的感觉。

自我感知训练:肩部肌肉的收缩与放松

坐在桌旁,将右手示指和中指置于左锁骨上。这两根手指向后按压,直至触及肌肉。在下述情形下感觉该肌肉的紧张与松弛:

- 左前臂放松,置于桌面上。
- 提升左肩,向耳朵靠近。
- 左臂自然悬垂于体侧。
- 左臂略向前伸出。
- 左臂略外展。

若患者对肩部放松习以为常,那么提肩肌群的紧张即可放松下来。如此既可减轻肌肉本身的负荷,也可减轻颈椎和胸部的压力。当肩部放松时,上斜肌远端止点和枕部肌群过伸的情况也会缓解。

4.5 腹式呼吸

检查

吸气时,腹部扩张了吗(图 4.13)?胸部同时是放松的吗?在镜子中观察,呼吸过程中是否伴有肩部、胸部和锁骨的运动?

训练

坐位,保持脊柱中立位曲度(12 页),且保持上躯干平衡(23 页),呼气时略收腹,吸气时腹部放松,保持胸部不动。

替代训练 根据最佳感受,腹部训练可以在前、后、侧方几个方向上分别进行,也可在几个方向上同时进行。在说话时屏住呼吸,不应伴有胸部运动。

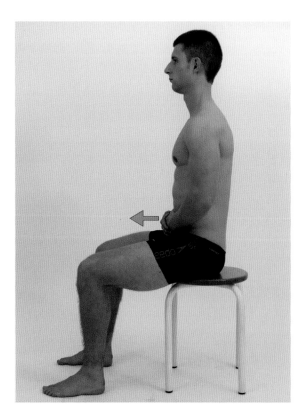

图 4.13 腹式呼吸。

说话过程中的呼吸运动

患者持续发声读出"1,2,3……",直至其感到需要吸气。患者在进行上述训练时,要仅用腹式呼吸。吸气时患者不说话。这样,讲话时吸气动作中止。只有当完成吸气动作后,患者才可继续说话。

患者顺利完成上述测试而不伴有腹部扩张活动后,即可使用同样的技术,由数数进一步转化为描述。如此既可达到维持腹式呼吸训练的目的,又可同时进行交流。

最后,以同样的方式,患者可以描述日常生活中有压力的情形。通常患者会重现胸式呼吸模式。但随着训练的进行,患者会逐渐学会在压力更大的环境下使用放松的呼吸方式。这有助于患者集中精神,避免紧张引起的相关症状。

疑难解答

很少能转化为纯腹式呼吸,但通过持续训练对于解决下列问题却是可行的:

• 懒散姿势

若不能进行腹式呼吸,那么最常见的原因是患者未处于脊柱中立位曲度(12 页),呼气时处于松散的体位。这种体位导致腹腔受压,吸气时无法提供足够的活动空间。因此,开始呼气时,进行一定的收腹动作,保持脊柱直立位非常重要。训练开始时,通过吸气时腹部隆起使肚脐远离脊柱来增加呼气运动。为避免过度通气,肚脐应保持在呼气末时的位置,直至患者进行下一次呼吸。

• 腹肌张力过高

若患者在站位或坐位上躯干向后倾,且无靠背支持时,腹肌就必须努力收缩来保持身体平衡,这会导致腹式吸气困难。此时患者需调整到更舒适的姿势并保持上躯干平衡(23 页,32 页)。

• 内裤过紧

若坐位解开内裤时,腹式呼吸更容易进行,则提示患者内裤过紧。为了消除胸式呼吸症状,患者必须穿宽松内裤。检查内裤松紧须在合适的场所进行。若患者计划减肥,那也应至少购买一条宽松的内裤,因为节食减肥通常显效慢且短暂不持久。

• 虚荣

很多人喜欢保持腹肌收缩状态,或者把肚腩强行塞入紧身的内裤中,并认为这样看起来会更苗条。应告知患者这是错误的。放松的腹式呼吸会对腹腔内所有的脏器,包括肠道进行按摩,促进放松,改善灌注。若无腹式呼吸,更易出现便秘和腹胀,反而会进一步加剧腹部膨隆。因此,进行放松的腹部呼吸非常重要。当放松吸气时,如果对腹部肥胖或过度隆起感到不满意也不应收腹吸气。最佳解决方法是通过健康饮食来减少腹部围度并保持健康体态。

- 呼吸困难

很多患者习惯于胸式呼吸,在开始腹式呼吸时,会感觉吸气不足以喘气。不过在患者接受腹式呼吸训练后,这种不适感会迅速消失。实际上,转换到腹式呼吸是一种更深、更慢、耗能更少的呼吸方式,从而可大大提高体能(Mead 和 Loring,1982;Jones 等,2003;Vickery,2007)。

- 紧张链条

如果口、颜面肌群紧张,那么腹式呼吸会更加困难。让患者比较下颌、舌部、下唇放松时的呼吸和牙关紧闭、舌头紧压牙龈、下唇前撅时的呼吸差异,前者会更加轻松自然。

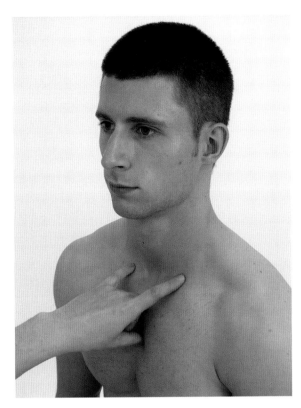

图 4.14 肋骨运动的触诊。

前后对比

患者进行腹式呼吸的时间百分比是多少?

> **肋骨运动的触诊**
>
> 可按照如下方法检测腹式呼吸的短期效果。治疗师坐在患者正前方,将左手示指与左手小指置于患者的左右锁骨上,左手拇指抵住胸骨(图 4.14)。这种检查姿势利于判断吸气时患者的胸部是否有隆起。请于训练前后对比胸部的起伏状况。

鉴别诊断

充分伸展胸椎对于轻松进行腹式呼吸也十分重要。因此,当患者存在胸式呼吸时,需对其进行胸廓伸展活动检查(65 页)。Scheuermann 综合征和强直性脊柱炎时,胸部伸展是不可逆的。因此对这类患者进行腹式呼吸训练是无法完成的,也无须介入。

生物力学

可以通过如下计算来向患者解释腹式呼吸的好处。假设患者是成人,每分钟胸式呼吸 12 次,即每小时抬升胸部 720(12×60)次,换言之,每天 10 080 次

(以 14 小时算)。假设胸部重 1kg,那么每天胸式呼吸运动就意味着抬起 10 吨的重物。

这样的工作由颈部和下颌周围肌群(咬肌、颞肌、翼内肌)完成。呼吸运动功能紊乱必然可引起颈椎、颈肩区域、头部、颌部、喉部和臂丛的疼痛。

例如,胸式呼吸时,前斜角肌和中斜角肌会协同第一肋骨或胸肌卡压臂丛。该神经压迫会引起反射性的肩袖和手臂肌紧张,进一步导致手臂感觉异常。

> **呼吸再训练可改善腕管综合征**
>
> 严重的腕管综合征患者可因感觉异常而严重影响睡眠,腕管区叩击有电击样感觉,神经传导速度下降。这类患者可通过简单的呼吸再训练而使症状得到明显改善。

鉴于膈肌结构与腰椎(L1–L4)、肋骨(肋骨 7–12)和剑突密切相关,因此只有在放松的腹式呼吸情况下,上述结构才可能处于正常位置并发挥其功能。因此,胸椎扭转,尤其是 T6–T9 常会引起呼吸异常。

吸气时膈肌下降,会将腹部器官向下方推移。这种运动可促进脏器蠕动,并改善其功能。

第 5 章

运动

5.1 变换坐姿

检查

你会经常改变你的坐姿吗？有时无靠背支持的坐姿(图 5.1a)，有时完全靠在椅背上(图 5.1b)，以及椅子和工作条件允许的话，你会面对椅背倒坐着吗(图 5.1c)？

训练

在日常生活中，确保你能时刻改变自己的坐姿：有时无支撑、无靠背的姿势，有时完全靠在椅背上，或者在椅子和工作条件允许时，面对椅背倒坐着。

疑难解答

如果你的患者由于长时间处于无靠背的坐姿而导致背部问题，其应该尝试不时地改变坐姿。观察无支撑坐位或背部靠在椅背上的坐姿是否会有改善。

如果 2/3 的时间是无支撑坐姿而 1/3 的时间是有支撑的坐姿，大部分的人都可以做到。当背部肌肉开始感到疲劳时，可以从无支撑坐姿改为有支撑坐姿。

前后对比

交替性进行有靠背和无靠背坐姿时，患者的坐位时间可延长的百分比是多少？

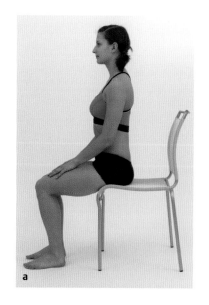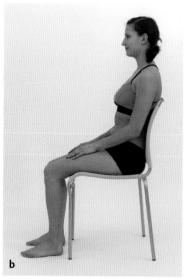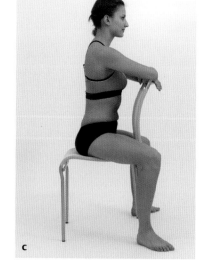

图 5.1 变换坐姿。

鉴别诊断

当靠着椅背时,背痛可以改善也可能会加重(图5.1b)。

当患者往后靠时骶髂区域的症状加重，常常是因为骶髂关节的不稳定导致的错位(见本节"生物力学")。让患者保持同样的坐姿(图5.1b),治疗师徒手矫正姿势错位,症状会立刻减轻。

如果患者采取无靠背的坐姿时背痛加重而背部靠在椅背上疼痛减轻，可能是因为背部伸肌放松，颈椎后伸减少或椎间盘、椎间关节和椎间孔的压力减轻。以下检查有助于判断无支撑坐姿下哪种因素导致了疼痛症状:

- 在无支撑坐位时如果患者由于背部伸肌紧张导致疼痛,那么当患者保持脊柱中立位,向后靠住椅背时疼痛会立刻减轻,就像在坐位时保持上躯干平衡(23页)直到腹肌收缩,在这个过程中背部不能接触靠背。

- 若无支撑坐位时症状是由于颈椎过伸导致的,当颈椎分别进行独立的前屈或后伸时,症状可能加重或减轻。在这种情况下,为了有效纠正颈椎的姿势,确定颈椎过伸是否是为了代偿胸廓伸展活动受限非常必要(65页)。

- 如果是因为压力作用在椎体结构上导致的背痛,分别进行纵向徒手牵引或加压,症状可能会减轻或加重。

生物力学

将背部靠在椅背上可减少椎间盘、椎间关节和椎间孔的压力。这一方面是因为越来越多的上半身重量由靠背来支撑;另一方面,当靠在靠背时姿势肌用力减少,从而减轻了肌肉作用在脊柱结构上的压力。

然而,肌肉放松会导致脊柱和骶髂关节的稳定性降低。无支撑坐位时骶髂关节更稳定不仅仅是因为肌肉稳定性增加，此时张力带对于维持稳定更加有效。张力带是基于骶骨被轴向负荷推向下方的解剖结构,因此可增加骶髂韧带的稳定性。

由于靠背坐的优点和缺点,交替进行有支撑和无支撑的坐姿较为合理。此外,变换坐姿防止了不平衡的压力分布对个体脊柱结构的损害。

当靠在高靠背的椅子时患者出现驼背坐姿,这时使用略微倾斜的、上端终止于肩胛骨下方的靠背非常有帮助。此时上半身的重量就落在了靠背上缘。这样伸直的力矩可被动拉直胸椎,沿着动力链向下拉直腰椎。此方法通过增加腹肌的张力来保持平衡,可通过这个方式来训练。由于到椎体上支点的距离较远,腹肌收缩对脊柱的稳定作用没有背伸肌大,因此作用在脊柱上的压力更小。

5.2 变换姿势

检查

在一天中,你会每隔30分钟就交替变换躺、站、行走或坐这些姿势吗(图5.2)？

训练

在一天中,每隔30分钟就交替变换躺、站、行走或坐这些姿势。

疑难解答

由于在学校或工作时习惯性地长时间保持坐位,每隔30分钟变换姿势通常是不可能的。在长时间的坐位下，脊柱通常需要通过动态坐站来缓解压力(46页)。

长期卧床的人可以采取仰卧、侧卧、俯卧的姿势来改变体位。如果只能选择一种姿势,可以在卧位进行动态坐位的训练(46页)。

前后对比

一天之中你的患者每隔30分钟交替变换躺、站、行走或坐的时间所占的百分比是多少?

鉴别诊断

椎管狭窄的患者站立位时腰椎、髋或大腿症状通常会增加,而坐位时症状迅速缓解。通过仰卧位被动地屈曲髋关节到终末端,可以确定症状是由椎管狭窄引起还是髋关节本身的问题。

髋关节屈曲到终末的位置会减轻椎管狭窄导致的症状,这是因为髋关节屈曲会导致腰椎屈曲。相反的,髋关节自身导致的症状会在髋关节屈曲到终末时加重。关节退行性病变(关节炎)、股骨髋臼撞击综合征、股骨头异常位置在髋关节屈曲至末端时可能导致

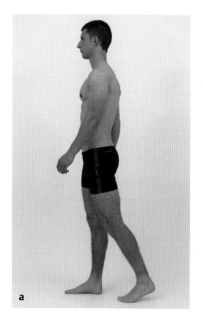
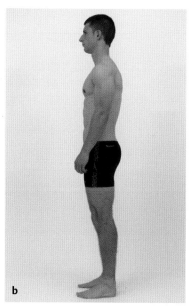
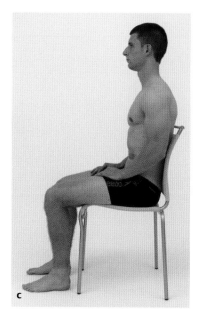
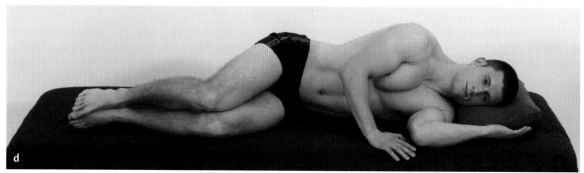

图 5.2　变换姿势。

腹股沟压痛。伸髋肌群紧张或炎症时,髋关节屈曲至终末端时会感觉到紧张。

生物力学

坐和站的根本区别在于站立位时胸椎和腰椎比坐位时更直。对 107 名办公室工作人员进行调查发现,坐位时胸腰椎的伸展度是脊柱最大伸展的 39%。站立位肩膀和臀部靠在墙上时,伸展度是 93%(Fischer,2013)。

坐位和站立位时前屈和后伸对脊柱压力的影响非常大:

● 当后伸时椎管变窄而在前屈时变宽,因此腰椎椎管狭窄的患者在站立位比坐位更容易诱发症状。

● 驼背坐时,腰椎的压力完全靠椎间盘承受,而在直立位时,一部分压力由椎间关节承担(Adams 和 Hutton,1980)。因此,长时间的驼背坐姿是导致腰椎间盘症状的危险因素,而长时间的站立伴随腰椎过伸导致小面关节负荷超载。

坐位和站立位时脊柱上的压力差别较大,所以频繁交替变换坐位和站位可以有效地保护脊柱,使其免受压力分布不平衡。

5.3 动态坐站

检查

当你在坐位和站立位,脊柱处于中立位(12 页)的坐位时你会围绕着上躯干的平衡点持续运动(23 页),使拮抗肌群交替紧张和放松吗?

训练

当你在坐位和站立位,脊柱处于中立位的坐位时围绕着上躯干平衡点持续运动(图 5.3),导致拮抗肌群交替紧张和放松。以下的替代训练描述了几个动态姿势。

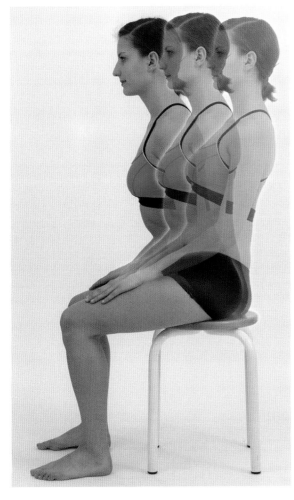

图 5.3 动态姿势。

保持脊柱稳定的动态姿势下交替训练 脊柱处于稳定的中立位曲度下（12 页）时，你可以交替进行前后最大幅度的屈伸（图 5.4），这样你可以感受到像"坐位下保持上躯干平衡"描述的那样腹肌和背肌交替的收缩和放松（23 页）。经过几次训练之后，即使不用手指，在轻微的压力或拉力之下你也可以感受到紧张和放松。

> **自我感知训练：肌肉链**
>
> 所谓的肌肉链就是身体能协调同步地收缩大量的肌肉，你可以尝试去感受长时间将身体往后倾，你的腹肌张力增加同时喉部和脸部的张力增加。

保持脊柱稳定的坐位，身体向右边靠时，你会感觉到左侧的坐骨结节上抬（图 5.5a）。如果保持脊柱稳定的站立位，身体向右边靠，你会感觉到左边脚后跟

上抬（图 5.5b）。无论坐位还是站位，检查你是否能感受到保持脊柱稳定下身体靠向右边，如何导致左侧身体从腰部到脸部的肌肉张力增高。

动态姿势下脊柱侧屈、旋转、屈-伸的替代训练

侧屈

保持胸骨向前、向上同时交替上抬左右侧骨盆（图 5.6）。

旋转

保持胸骨向前、向上，坐位时左右侧膝盖交替向前（图 5.7a），或站立位时左右侧骨盆交替旋前（图 5.7b）。

前屈-后伸

用交替的驼背和挺直姿势前屈和后伸脊柱（图 5.8）。注意驼背坐时胸椎如何塌陷以及下颌到胸部的距离如何增加，而当你挺直时它们是如何恢复的。

更多动态站立位下的替代训练

- 重心从一条腿转移到另一条腿。
- 交替上抬脚后跟。
- 髋关节水平地画"8"字。

疑难解答

若患者由于协调性差导致在训练过程中表现不正确时，可以让患者在镜子前面训练来纠正。

前后对比

患者保持动态坐位和站位的时间所占百分比各是多少？

鉴别诊断

如果上抬左侧骨盆（见图 5.6）导致左侧腰椎疼痛，那么可能是腰方肌受到刺激或左侧受到撞击。脊柱从头开始向左侧屈且不伴随骨盆上抬会导致椎孔受到撞击。而左侧的腰方肌没有收缩将导致左侧椎孔狭窄。如果这一运动激发疼痛，原因则是椎孔撞击或者是最低肋骨和髂骨之间的撞击（可能性较小）。

生物力学

Twomey 和 Taylor（1994）描述了动态姿势的优点：

- 缺乏运动导致骨质和骨软骨的退行性病变和萎缩，特别是在持续压力之下。
- 椎间盘长时间不动会导致椎间盘疼痛和退化。
- 韧带和软骨对运动起帮助作用。

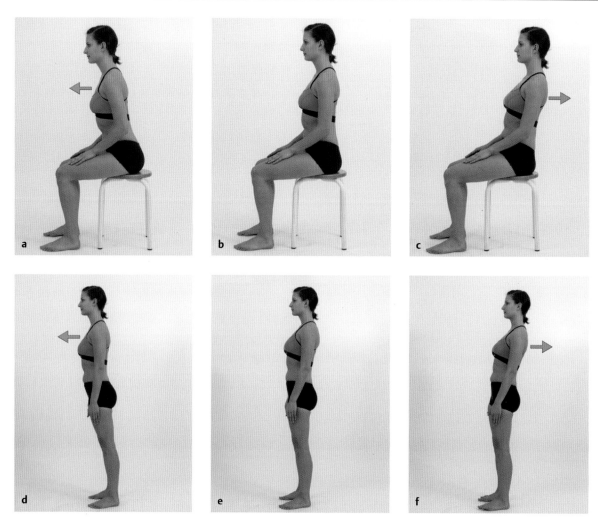

图 5.4   脊柱中立位下在矢状面向前、向后倾斜。

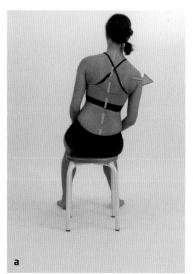

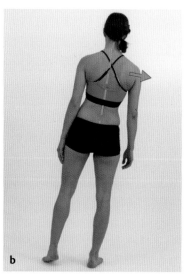

图 5.5   在脊柱保持稳定下增加左侧躯干肌肉张力：骨盆和胸椎同时向右侧倾斜。

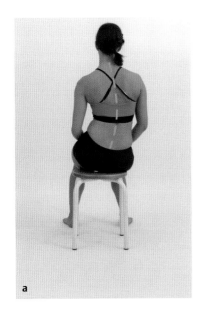
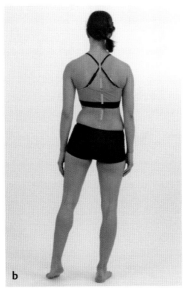

图 5.6　通过腰椎向左侧屈来增加左侧躯干肌群的张力；在保持胸椎的稳定下上抬左侧骨盆。

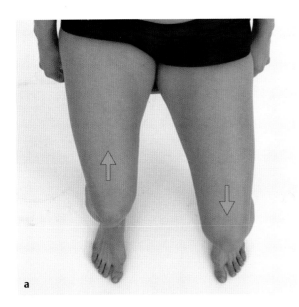
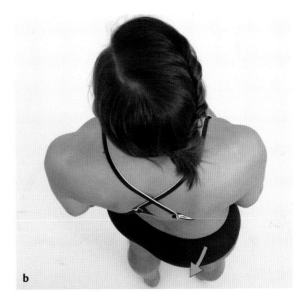

图 5.7　通过旋转脊柱来增加腹肌和背肌的张力；在保持胸椎不动的情况下一侧骨盆旋前，另一侧骨盆旋后。

● 运动是关节腔内和椎间盘间关节液和营养物质运输的重要因素。

这可以解释为什么在独坐时使用靠背来支撑腰部，提供给腰椎持续的被动伸展和屈曲可以减少腰椎疼痛(Reinecke 等，1994)。

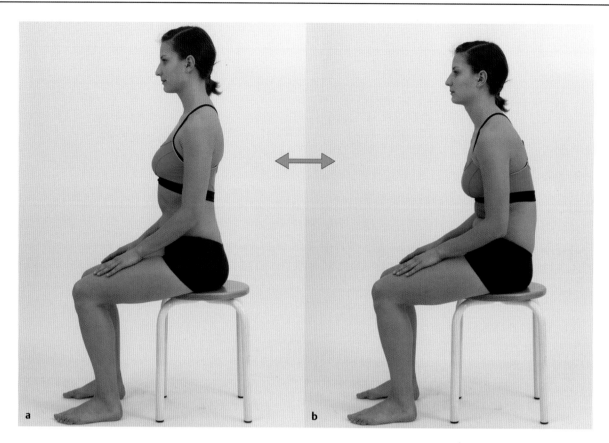

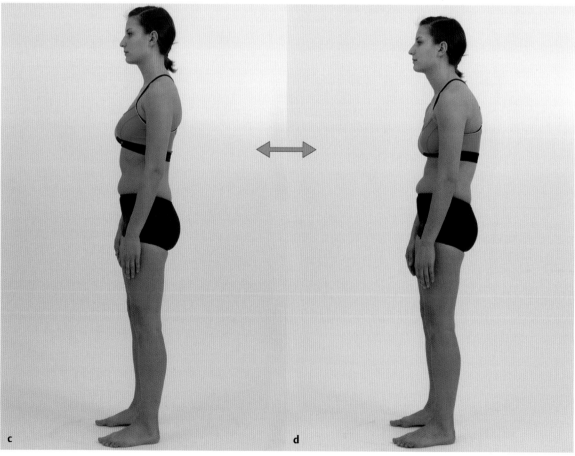

图 5.8　交替的懒散姿势和伸直脊柱姿势。

第 **6** 章

协调

6.1 坐起

检查

当你仰卧在床上想从左侧床沿坐起来时,你会按照图 6.1 至图 6.4 的步骤坐起来吗?

训练

在日常生活中,你从卧位到床边坐位都是按照图 6.1 至图 6.4 的步骤做的吗?试着一次性流畅地完成这些步骤。当你躺下来时,以相反的顺序,从图 6.4 开始逐步做直到图 6.1(仰卧)。

替代训练 如果不能离开床,轻轻翻身到俯卧位,然后支撑起手和膝盖,最后从四点跪位离开床。

双层床的上铺也是这样,因为天花板太低而不能坐起。

如果你仰卧在地板上想要坐起来,首先要翻身侧卧,然后用四点跪到高跪位来支撑自己,再一条腿向前变成单膝跪位并站起来(图 6.5)。

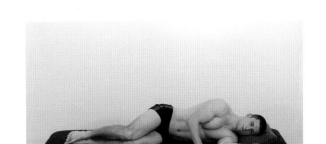

图 6.2 向左侧翻身并先用右侧的手再用左侧的肘支撑起自己。

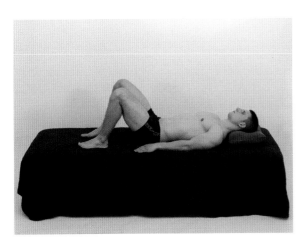

图 6.1 首先抬起一侧脚跟,往臀部移动直到你感到舒服的位置,再把另一只脚放在它的旁边。

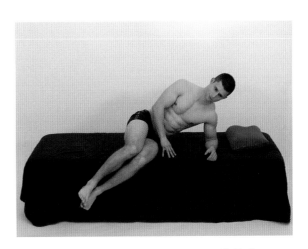

图 6.3 让你的下肢垂在床沿,最后,用你的手……

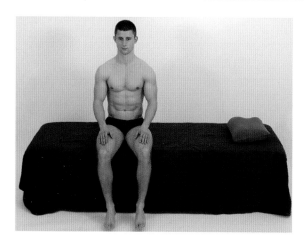

图 6.4   把自己支撑起来呈坐位。

疑难解答

在保持脊柱稳定的中立位进行以上训练，通常可以缓解从仰卧位到坐位或站立位时的背部疼痛(21页)。

> **骶髂关节的复位**
>
> 患者从仰卧位试图转向侧卧位时，骶髂关节疼痛可以通过接下来"鉴别诊断"里描述的让患者双手抱一侧膝使其靠近腹部这个动作来缓解。

前后对比

患者从仰卧位到坐位的转移以及从侧卧位回到仰卧所占时间的百分比各是多少？

鉴别诊断

如果患者在仰卧位到侧卧位时出现骶髂疼痛，通常是由于骶髂关节扭转或不稳定。下腰椎不稳定导致

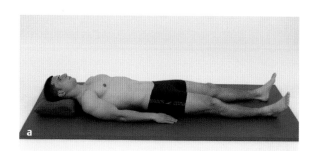

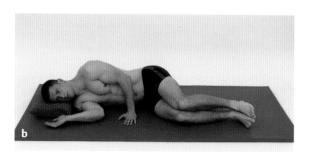

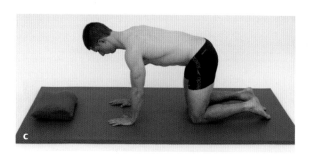

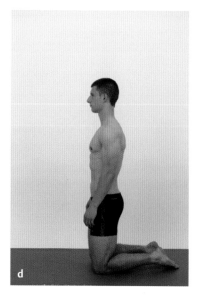

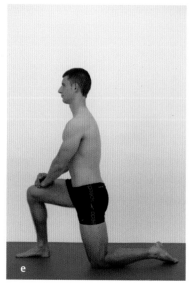

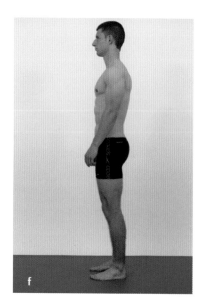

图 6.5   从仰卧到侧卧再到四点跪位、高跪位、单膝跪位以及站立位的过程。

的疼痛往往不常见。为了区分疼痛来源于腰椎还是骶髂关节，患者在翻身时需要将一侧膝关节靠近腹部。如果是腰椎导致的疼痛，则无论左侧还是右侧膝盖靠近腹部，症状都不会有较大变化。但如果症状来源于骶髂关节，左右侧将有较大差别。如果骶骨旋后，对侧膝盖靠近腹部将缓解从仰卧到侧卧的转移中诱发的疼痛。另一方面，如果骶骨旋前，在翻身时同侧膝盖靠近腹部通常会有更大的帮助。

> **屈曲与伸展**
>
> 如果在活动过程中持续维持腰椎前凸的生理角度，当站立位时，由于后侧纤维环受损引起的腰部疼痛通常会减轻。另一方面，椎间孔狭窄引起的疼痛，当躯干屈曲角度增大时可减轻。

生物力学

当腿向前伸从仰卧位直接到坐位时，腰椎是屈曲的，除非有意识地控制使其伸直。在这个屈曲姿势下，加载在脊柱上的压力不再由椎间关节承担，完全由椎间盘负荷。

此外，在躯干抬起的起始阶段通常没有手臂的支撑，与此同时，躯干重量到腰椎的力臂最大。此时在腰椎产生显著的扭转力导致腹肌代偿性地产生强烈收缩。站立位时，支撑躯干导致的肌肉张力在接近水平方向上加载在椎间盘的压力是其加载在上躯干压力的好几倍（Wilke等，1999）。因此，这些肌肉张力使椎间盘超负荷到破裂点，尤其当腰椎屈曲时。

相反，从侧卧位起床时（图6.2），在开始的时候前臂可以提供支撑。此外，所有关节可以维持在中立位。中立位可以防止不对称的压力沿着运动链传导。相反，在挺直躯干到长坐位时，如果腘绳肌缺乏柔韧性，会导致代偿性的腰椎非中立位屈曲。

6.2 平衡

检查

站着穿脱鞋袜时你能保持平衡和脊柱稳定吗（图6.6）？

站在坚硬、光滑的地面上，把右足放在左侧大腿上。如果你做到以下几点，那么你就通过了检查：

（1）维持脊柱处于稳定的中立位（21页），弯腰直到你的手碰到右侧的鞋子。

（2）在这个体位，你可以脱下右脚的鞋子和袜子，再穿上它们。在此过程中只会失去一些平衡，左脚既不会滑动，其足底内侧和外侧也不会离开地面（图6.6和图6.7）。

（3）你可以闭上眼睛再重复一次。

训练

在日常生活中，试着在站立位时像上面所描述的那样穿脱鞋袜。如果睁着眼睛做很简单的话，试着把眼睛闭上。

替代训练 如果睁着眼睛训练对患者来说太难，那么患者可以从更简单的平衡训练开始做起，如单腿独立站。如果还是太难，患者可以双脚并拢或想象在绳索上，在地面上足跟接着足趾走直线。

疑难解答

如果这些平衡训练在睁眼的情况下做太困难，患者可以从上述更简单的替代训练做起。

改善腓肠肌柔软度（91页），平衡反应明显更加容

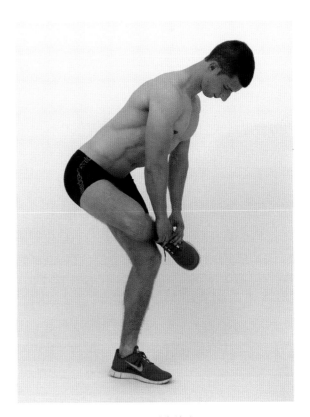

图6.6 平衡检查。

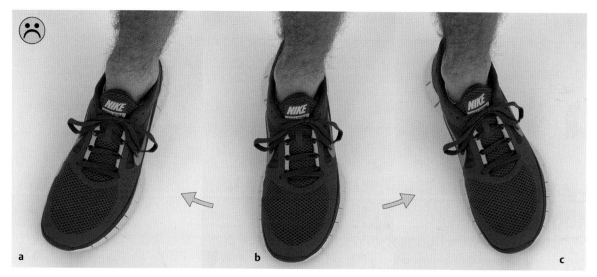

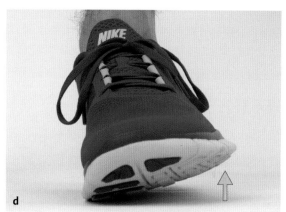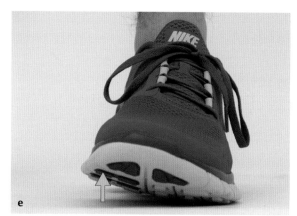

图 6.7　如果你左足滑动(**a**,**b**)或足的任何一侧离开地面(**d**,**e**),则检查失败。

易。

前后对比

患者以前面"检查"描述的方式穿脱鞋袜时可以保持平衡的时间占比是多少?患者是否只有在眼睛睁开时才能完成还是闭上眼也依旧做得很好?

鉴别诊断

由于闭着眼睛时没有视觉输入,平衡反应更多地依赖于内耳和本体感受器的位置信息。因此,闭着眼睛时可以更好地检查和训练内耳和本体感觉。

如果通过改善踝关节的背屈可以提高平衡能力,此种功能障碍是机械性的。踝关节的背屈也需要腓肠肌的柔软度(91 页)。因此,评定腓肠肌的柔软度对下蹲时存在平衡障碍的患者至关重要。

生物力学

平衡训练可以提高肌肉在正确的时刻以正确程度收缩的能力,以保护关节和肌肉本身免受不必要的压力。

除了平衡感外,平衡还要求关节可以按照运动皮质的要求自由移动。例如,如果腓肠肌柔软度受到限制,身体的重心不能保持在支撑区域的前方。由于平衡需要身体的重心超过支撑区域,支撑面积的减小降低了前方平衡反应的可能性。该问题在下蹲位置变得更严重,因为下蹲时比目鱼肌紧张,导致患者容易后仰。通常,患者通过踝关节的跖屈来代偿背伸不足,即通过抬高脚跟以及前脚掌着地站立,这使得身体重心前移。但这种移动的代价是支撑区域变大(足底、更小的支撑面积、脚掌),使患者不能以这种方式获得很强的稳定性且缺乏安全感。

6.3 手臂摆动

检查

当你以每秒 2 步的速度步行时,你的手臂可以轻松地摆过你的大腿吗(图 6.8)?以每秒 2 步的速度开始,左手充分地向前(图 6.8,①)和向后(图 6.8,②)摆动超过左大腿(图 6.8,③)。向前摆动应明显超过大腿前方(图 6.8,①),向后摆动越到大腿侧边(图 6.8,②)。同时,右手应在相反方向上摆动。步行速度越快,手臂摆动幅度越大。当右腿向前移动时左臂向前摆动,反之亦然。手臂无须刻意摆动。当患者不因袋子或骨盆的影响减慢步速时,手臂可以自由摆动。

训练

试着在行走时自由地摆动手臂。确保双臂摆动相同幅度。

疑难解答

手提或肩膀背的袋子会阻碍同侧手臂的摆动,背双肩包是较好的选择。为了避免上斜方肌紧张,应使用带腰带的背包,这样部分重量可由骨盆承担而不完全压在肩膀上。此外,肩胛骨前凸也会限制同侧手臂摆动。根据病因,可以通过增加肩部活动(69 页)、旋转活动(78 页)或肩胛带和肱三头肌肌肉力量(106 页)纠正圆肩。

前后对比

患者在行走时自由摆动手臂的时间占比是多少?

鉴别诊断

如果右侧手臂向前摆动时明显朝身体中线偏移,这可能是由于右肩的前伸或整个胸部向左旋转。

肩胛骨前凸时同侧肩胛到脊柱的距离比对侧远。习惯性肩胛骨前凸对优势手影响更大,并与肩关节下沉和肩部回缩反应消失有关。随着时间的推移,身体适应了肩胛前伸肌群和肱骨外旋肌群紧张和短缩所致的习惯性前伸,而肩胛骨回缩的肌群被拉长和萎缩。可通过增加肩部活动(69 页)、旋转活动(78 页)或肩胛带和肱三头肌肌肉力量(106 页)来确定患者是否存在肩胛骨前凸及其程度,并予以纠正。

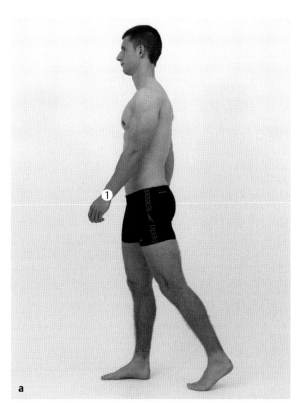
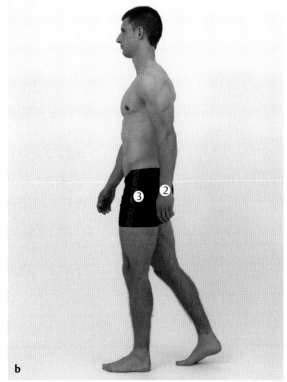

图 6.8　摆动双臂。

生物力学

在行走中,足跟离地与骨盆和脊柱旋转有关。旋转首先由手臂摆动来制动,并作为能量储存在脊柱中,在下一步开始时作为起始力量,像卷起的橡胶带一样。

如果没有手臂的摆动,就没有停止和开始的能量,必须通过增加肌肉的工作来代偿。这额外的肌肉用力会导致紧张并阻碍了自然的步态模式。

6.4 髋关节伸展

检查

(1)行走时,在支撑相,双侧髋关节可以轻松地后伸使膝关节(图6.9,①)移动到髋骨后面吗(图6.9,②)?

(2)在支撑相,你的髋部是否可以随着膝关节向后移动(图6.9,蓝色箭头),使左脚往后半步时,骨盆偏左(图6.9),而不是向正前方。

训练

步行中,让膝关节尽量向后(图6.9,①),也可以

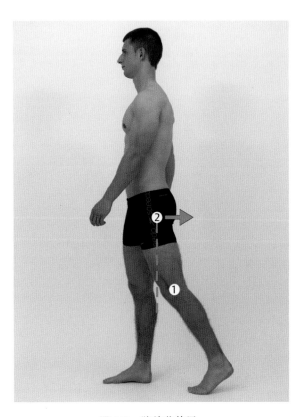

图6.9 髋关节伸展。

使骨盆附着同侧的膝关节向后摆动(图6.9,②)。如果觉得一侧髋部伸展受限,可以尝试体会另一侧无受限的感觉。检查髋部伸展是否在髋关节伸展活动(96页)后变得更加容易。如果是,髋部伸展训练可以很好地为长时间行走做准备,患者应该有意识地用新习得的髋伸展角度来代替。

疑难解答

如果髋伸展和在水平面上同侧骨盆的后旋受到限制,应检查髋关节伸展活动(96页)、腓肠肌柔软度(91页)及旋转活动(78页)有无不足。当以上问题改善, 在行走中髋关节伸展问题就可以得到部分解决。有时患者会保留旧的运动模式,必须提醒患者使用新的运动模式,以达到自由运动。

髋部摆动(图6.9,②)提供有效的向前移动的能量需要配合步伐。冲刺时,运动必须大而强烈,而慢走需要更加温和。如果新习得的髋摆动(图6.9,②)在步态中看起来不自然,通常是由于步行节奏太快或是手臂摆动(55页)太小。达到自然步态可以通过调节手臂摆动和步行速度来配合髋部摆动,反之亦然。

前后对比

步行中,在支撑相股骨长轴从垂直方向向后旋转多少度?也可以比较膝盖相对于髋骨铅垂线向后移动的距离(图6.9)。

鉴别诊断

通过检查髋关节伸展活动(96页)、腓肠肌柔软度(91页)和旋转活动(78页),可以明确在步行中髋关节伸展受限是否是由于弹性阻力,或者髋部伸展运动正常,但因为异常运动模式而无法活动。如果这些检查中有一项或多项是阳性的,则弹性阻力限制了髋伸展。另一方面,如果这些检查无阳性结果,则原因主要是异常运动模式。通常,灵活性和运动模式的丢失是由于在学校、工作或越来越多的休闲时间中持续的、单一的、静态的坐姿。

髂腰肌的过高张力阻碍了髋关节伸展活动(96页),这通常是由在腰椎、髋关节、肠道或腹股沟疝这些区域的刺激引起的。

● 腰椎的刺激是由于在活动终末端压力增大以及轴向压缩,在牵引下明显减小。引起症状所需压力的持续时间由易刺激水平决定。通过检查运动范围和

在病史中采集到某种压力引起症状需要多长时间,提供了易刺激的症状。

• 如果髋关节受刺激,则在步骤(1)中大腿内侧肌群柔软度(94 页)症状加剧。对髋关节具有更强烈的刺激,在髋关节伸展活动(96 页)训练中肌张力趋向增加而不是减少。

• 如果髂腰肌张力增加由肠道刺激引起,症状会在排便后显著减轻。

• 腹股沟疝引起的刺激,会由于腹内压力增高,如咳嗽或腹部抬起活动而加剧。

生物力学

髋关节的充分伸展带动脊柱的旋转,是自然步态模式的重要元素。这需要髂腰肌能够放松且柔软,位于起点和附着处之间的所有关节应无负荷(即腰椎关节和椎间盘以及同侧骶髂关节和髋关节)。此外,步行中髋部伸展运动将体重分布在股骨头较宽的表面上,因此有助于预防关节炎。

6.5 眼肌协调

检查

你可以在较大范围内,让眼睛以顺时针方向缓慢地、均匀地做圆周运动,就像在钟面上 1 小时到 1 小时地移动,并且没有紧张感(图 6.10),面部表情、头部和下颌保持轻松且不随着你的眼睛移动吗?

让眼睛以顺时针方向开始做圆周运动,并以逆时针重复相同动作。12 秒完成一个圈,即在假想的钟面上一秒移动一格数字。如果不确定你的眼睛运动是否缓慢和规律,可以让别人和你面对面来控制你的眼睛运动。

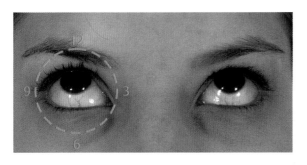

图 6.10 眼肌协调。

训练

如"检查"中所述,将眼睛缓慢而规律地移动一圈,并且做到不忽略每一格,而面部表情、头部和下颌保持放松使它们不随着眼睛移动。如果眼睛在做运动时,圆圈里有一些部分没有被覆盖到,或者眼睛有紧张不适时,应该只在这个圆圈的区域来回移动眼睛,直到运动轨迹更圆,张力消失。

替代训练 你可以通过把眼肌协调训练和下肢、背部和脑神经活动(87 页),以及上肢神经活动(73页)相结合以增加难度。这种组合运动仅在眼睛肌肉协调有明显困难时使用。

疑难解答

如果训练过程中引起眼睛令人不适的紧张感,且紧张感在训练中持续,可通过以下检查和训练检测并解决出现的问题。如果下列某一项检查为阳性,让患者做相应的训练,然后进行眼肌协调检查。如果眼部做圆周运动紧张感消失,说明你发现并解决了这个问题。

• 同时做所有放松训练(35~43 页)。
• 下肢、背部和脑神经活动(87 页)。
• 上肢神经活动(73 页)。
• 胸廓伸展活动(65 页)。

> **分离**
>
> 如果患者由于移动了头部或下颌而未通过检查,该运动可能以下颌的同侧横向运动或颈椎同侧旋转的形式发生。这些习惯性的整体运动可以通过分离的对侧运动解决。即患者在不移动头部的情况下让其眼睛向右看,而此时让其下颌向左移(图 6.11)。

前后对比

在较低的张力或不伴有面部表情、下颌、头的运动的情况下,眼睛的运动轨迹是否变得更圆?

鉴别诊断

阅读会加重由眼肌不平衡引起的头痛,从移动的车厢向外看也会明显加重眼部肌肉紧张。在这个运动中导致的眼球震颤也会引起眼部肌肉过度使用的功

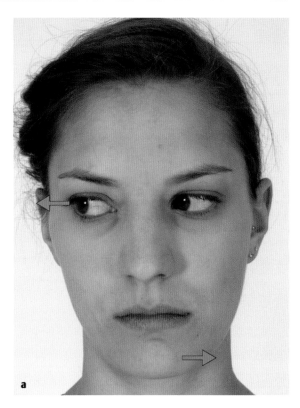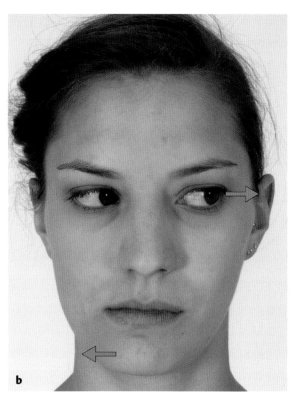

图 6.11 眼睛和下颌反向运动。

能障碍,从而引起头痛。

在眼肌协调运动中如果是由于神经动力学导致眼睛紧张,在与下肢、背部和脑神经活动训练(87 页)或上肢神经活动训练(73 页)相结合后,这种紧张感会加重。

眼肌不平衡导致的颈部肌肉代偿性紧张在恢复眼肌平衡后会立即得到放松。

生物力学

当你的头转向左边时,如果我们把眼睛的焦点放在一个物体上,眼肌必须将眼球移动到最右边,以便保持物体在视野中。颈椎和眼睛之间的肌肉控制是紧密协调的,因此良好的眼肌协调不仅放松眼睛,也自动放松颈部肌肉。反过来,放松了颈部的肌肉也促进了视力的放松。

> **硬脑膜张力**
>
> 硬脑膜覆盖视神经。因此,硬脑膜中的张力可以机械地传递到眼睛并导致眼睛肌肉的紧张,或产生看不清楚的感觉,但眼科检查正常。

第 3 篇

其他评估与训练

第 **7** 章

活动

活动训练中需时刻谨记的一些基本准则。

紧张感

引导患者集中注意力、放松肌肉,以帮助患者完成训练,直到患者真的能感觉到紧张感是如何下降的。如果之后还有时间和动力,可以进一步朝检查目标努力,直到患者再次感觉到有轻微的紧张感。

为达到正常的活动,训练能放松特定肌群的能力是一项很重要的要求。基于这一原因,患者累积的紧张感应总是与自我放松的能力保持平衡。完全放松所需要的时间取决于患者对意识性放松的掌握程度,通常在 30 秒至 5 分钟之间。如果患者 2 分钟后还是不能放松,应试着提高注意力,减少紧张感,或者休息一下再试。

常见错误 在活动训练中最常见的错误是患者会运动到疼痛临界点,而不是按要求运动到第一个有轻度牵拉感的位置。这会导致被拉长的肌肉反射性张力增加,阻碍了进一步的牵伸。这种肌肉的保护性反应阻碍了活动的进一步改善。此外,过度牵伸可能会增加肌肉拉伤和韧带损伤。因此,应反复提醒患者只运动到第一个有轻度牵拉感的位置。

运动顺序 以下活动检查和训练都是根据身体部位,从头到脚排列。腿前侧部位的牵伸是在牵伸腿后侧结构后面。在对患者进行治疗时,先进行与临床症状最相关的检查,而不是按从头到脚,从前到后的顺序。可以根据临床经验或在上级的指导下确定与临床症状最相关的检查(130 页)。

左和右 身体两侧的活动检查应左右两侧单独进行,但基于简洁和清晰的原则,本书只描述了一侧的检查(左侧)。右侧检查与左侧一样。如果患者某个检查只有左侧通过而右侧未通过,那么只需要做右侧的训练。

座椅高度和健身垫 坐位训练所用座椅的高度是让髋部刚好比膝稍微高一点儿(25 页)。跪或躺在健身垫上做运动更加舒服,从而让患者放松并进行有效的运动。

检查时间 由于活动会随着一天的主动运动而增加,傍晚时更容易通过活动检查。既然正常的活动在早上就可以达到,理想状态是如果患者保持或能够达到足够的活动,早上起床一个小时以后就能通过活动检查。

距离检查目标物的距离

用手指宽度测量的优点是特别快且简单。然而这是在假定再次检查由同一位或另一位手指宽度刚好一样的治疗师进行。这也假定检查的治疗师如果要用到两个手来测量时左右两个手的手指宽度一样。

用厘米测量可保证统计分析更准确，也避免了因手指宽度不同而导致的错误。如果患者会被超过一位治疗师检查，或者结果会被用于统计分析，那么用厘米更好。

7.1 下颌后缩活动

起始位置 背贴墙站立，双足分开一脚宽（见图3.26），两脚后跟离墙一足远。背和臀部贴紧墙壁，膝关节轻度屈曲。把一只手放在颈部后面靠颅骨下方。接下来缩下颌直到能看到身体的前面（足、胸部或腹部）（图 7.1，①），并保持在这个"双下颌"的位置。

检查

是否可以在保持双下颌的同时把颈部向后顶，直

到一个手指关节（图 7.1，②）碰到墙，而颈部没有疼痛或紧张感，并可看到你身体的前面（图 7.1，①）？

训练

把颈部向后顶直到感觉到颈部开始有紧张感。保持在这一位置，直到紧张感消失。

> **不使用手辅助**
> 只有检查时才需要把手放在颈部后面。训练时，双侧上肢应自然垂在身体两侧（图 7.2），更加集中于伸展颈椎。

为避免在运动过程中过度伸展颈椎（图 7.2），重要的是确保始终能看到身体的前面。需要时常检查：我还可以看到身体的前面吗（图 7.3）？

替代训练 缩下颌的活动也可以在不靠墙的情况下训练。先把一个拳头放在你的喉头前面（图 7.4）。接下来低头，直到下颌接触到拳头，然后把下颌靠在

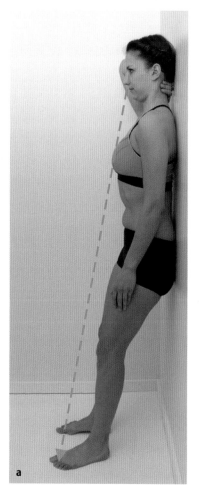
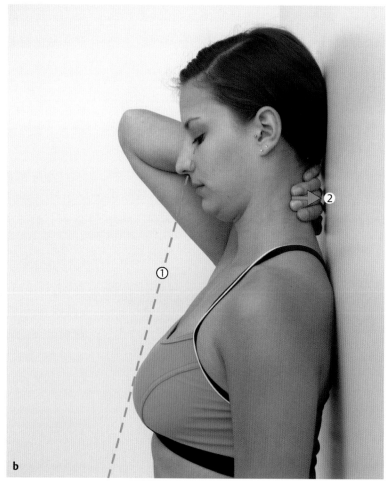

图 7.1 下颌后缩活动检查。

拳头上向后滑动,直到颈部有轻微的紧张感(图 7.5)。一旦这个动作成为习惯且每次都可以正确完成后,不放拳头只想象有拳头就可以了。

疑难解答

如果下颌后缩活动受限,患者常会尝试用头向后顶墙,而不是用颈部顶。这会导致颈椎的过度伸展,无法达到预期的颈椎延长。因此,必须反复提醒患者做这个动作时要保持身体前方一直在视野中。

> **常见错误**
>
> 要确保患者明白以下区别:无论在检查中还是在训练中,都不要求把头碰到墙壁。应该把颈部而不是头往后顶向墙壁的方向。

如果训练后紧张感仍未消失,可通过以下检查和训练来发现并解决可能的力学障碍。如果下列某一项检查为阳性,让患者做相应的训练,然后再做下颌后缩活动。如果紧张感消失,说明已经找到并解决了相应的力学障碍。

● 在做放松运动减轻紧张度的同时重复训练(35~43 页)。

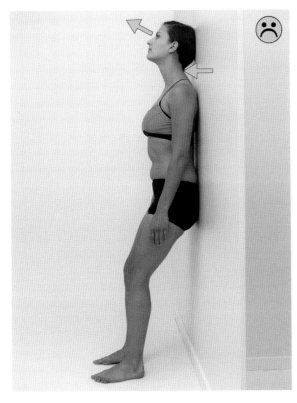

图 7.2　颈椎过度伸展的错误练习姿势。

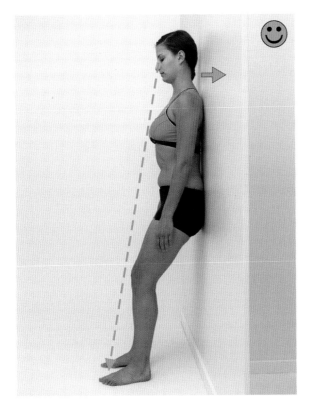

图 7.3　视野中可看到胸部、腹部和足的正确练习姿势。

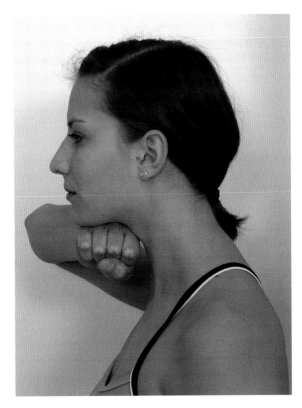

图 7.4　将下颌置于位于喉前方的拳头上。

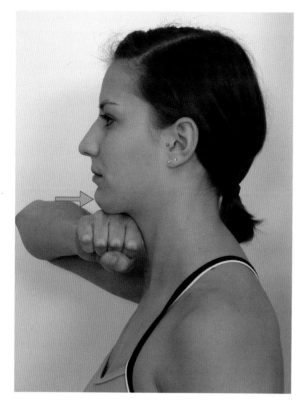

图 7.5   沿拳头向后滑动下颌。

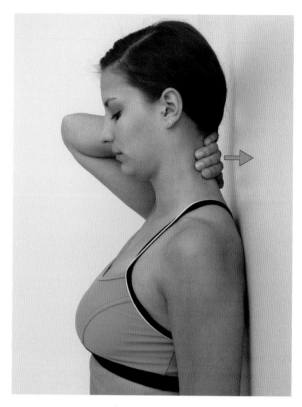

图 7.6   手指与墙壁之间的距离。

- 胸廓伸展活动(65 页)。
- 旋转活动(78 页)。
- 上肢神经活动(73 页)。
- 下肢、背部和脑神经活动(87 页)。
- 眼肌协调(57 页)。

前后对比

在最靠近墙壁时,观察患者置于颈部后面的手指离墙的距离是多少(图 7.6)?

鉴别诊断

如果患者已经做了本节"疑难解答"中的运动,但紧张感或其他症状还未得到解决,那必须要排除一下是否有横韧带(C1)或齿突(C2)不稳的问题。为了判断是否存在这个问题,治疗师把一只手放在患者的前额,同时让患者做缩下颌活动,直到有轻微症状出现。然后治疗师把另一只手的拇指和示指像拿钥匙一样侧捏,顶住 C2 棘突给一个轻度向前的推力,另一只放在前额的手保持患者头的位置不变。患者症状减轻表明 C1 和 C2 之间不稳。在这种情况下,只有在医学上确认枕下稳定后才能继续运动,且运动幅度应保持在

不引起或加重症状的范围内,这一条是所有运动都要遵守的。

生物力学

因同侧椎间孔内撞击而造成颈椎旋转时疼痛和活动受限是常见主诉。这种情况下如果将颈椎旋转到受限位置常会适得其反,因其会加重撞击导致症状出现。通过间接单独进行缩下颌活动,或者作为胸廓伸展活动训练的一部分(图 7.9),运动后通过前后对比发现一般可以对颈椎旋转运动产生明显改善。这种额外的积极效果可以解释为:

- 在下颌后缩活动中,上段和中段颈椎是屈曲的。这种屈曲让小关节分开,增加椎间孔宽度,牵伸小关节关节囊。当关节囊以此方式得以放松,在旋转活动末端椎间孔的压力减小。
- 颈部前面肌群的收缩会拮抗性放松后侧的伸肌。这种放松效果通常会在运动后持续保持,对椎间孔产生减压效果。
- 当头处于两侧肩膀之上而不是在两侧肩膀连线的前面时,小关节处于生理位置。同时,由于颈部在这一位置处于平衡状态,肌肉可以更加放松。

7.2 胸廓伸展活动

起始位置　背靠墙站立,脚后跟离墙一足远,两脚分开一鞋宽。用后脑和肩贴住墙,膝关节微屈。骨盆向后倾斜直到腰椎可以贴紧墙壁(图 7.7,①)。最后,两手手指交叉放在颈部后面靠枕下位置,把头向前倾斜直到可以看到身体的前面(足、胸或腹部)(图 7.7,②),保持在这个"双下颌"的位置。确保在做以下检查和训练时不会犯最常见的错误:因为颈部过伸而姿势变形和无法看到身体的前面(图 7.8)。

检查

是否可以在保持腰椎顶住墙壁(见图 7.7,①)的同时,将颈部向后顶,直到交叉双手中的一个指间关节可以碰到墙壁(图 7.7,③),患者仍然可以看到身体的前面(图 7.7,②),与此同时腰和颈部都不会有疼痛或紧张感。

训练

保持腰椎紧贴墙壁,同时将颈部朝后顶,直到感觉到颈部或腰部开始有紧张感。保持在这一位置,直到紧张感消失。

只有在检查时需要将双手交叉放在颈部后面。在训练中,双手放松垂在身体两侧(图 7.9),以便可以集中注意力伸展胸椎。

始终保持能看见身体的前面,以便颈椎在运动中不会过度伸展(见图 7.8)。要时不时检查一下:是否还看得见身体的前面(图 7.9)?

替代训练　如果腰椎不能向后紧贴墙壁(图 7.9),或在运动后胸廓伸展未得到改善,可以试一下仰卧屈膝位替代训练。如果在仰卧位颈部由于胸椎伸展活动

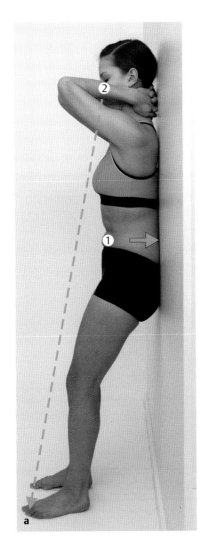
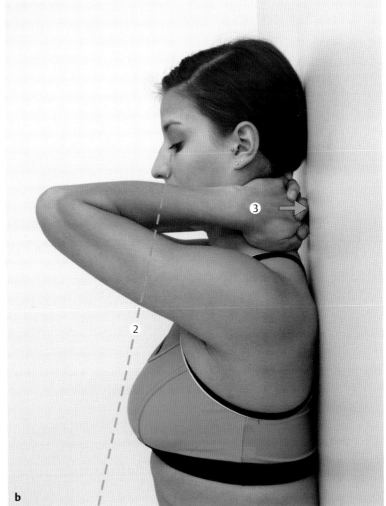

图 7.7　胸廓伸展活动检查。

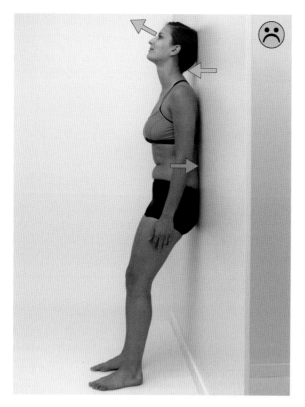

图 7.8 颈椎过度伸展导致的错误训练姿势。

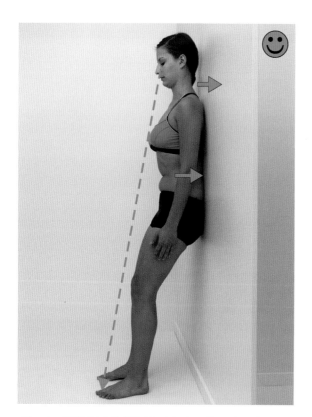

图 7.9 视野中可看到胸部、腹部和足的正确训练姿势。

受限而过伸(图 7.10),应用高度合适的枕头给颈部提供适当的支撑(图 7.11)。

当仰卧位做运动时,双臂要放在身体两侧。起始体位在不加重症状的情况下把颈部尽量朝地面的方向顶。然后在无痛和不增加颈椎和地面距离的情况下,查看腰椎能向地面的方向顶多大距离。正如在所有活动训练中一样,该姿势不应引起疼痛或其他症状,且应保持在该位置直到紧张度减少或活动性增加。

仰卧位运动更加简单,因为胸椎伸展运动在重力的帮助下而不是抗重力下更容易。此外,对大多数人而言,在这个体位上协调起来更容易。一旦可以在仰卧下无障碍训练,应进一步在站立位进行,以让患者学会在任何情况下都能在直立位下伸展脊柱。同样,仰卧位并非是站立位检查的一个替代(见图 7.7)。站立位检查对日常生活中脊柱的负荷更有针对性,特别用于检查在这些情况下是否可以有一个健康、不受限的脊柱伸展。

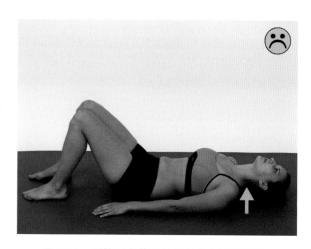

图 7.10 颈椎过度伸展导致的错误训练姿势。

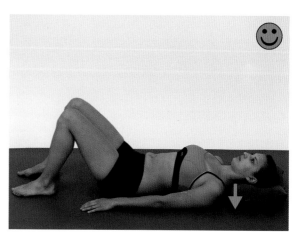

图 7.11 下颌靠近胸部的正确训练姿势。

疑难解答

最开始,患者通常缺乏让腰椎紧贴墙壁的协调能力。不能根据要求倾斜骨盆,而是抬高脚后跟和伸直膝关节。在这种情况下,需指导患者通过收紧臀部和腹部肌肉来倾斜骨盆,而不要抬高脚后跟和伸直膝关节。

更常见的是,患者在运动中过伸颈椎(见图 7.8),使得该运动难以达到伸展胸椎和延长颈椎的目的。因此,必须反复提醒患者要记住保持身体的前面在视野中(见图 7.9)。

> **常见错误**
> 在这个运动中头不需要碰到墙,因为颈部(不是头部)必须向后靠近墙壁。

如果训练后紧张感仍未消失,可通过以下检查和训练来发现并解决胸椎伸展时潜在的力学障碍。如果下列某一项检查为阳性,让患者做相应的训练,然后重复胸廓伸展活动训练。如果紧张感消失,说明已经找到并解决了相应的力学障碍。

- 在做放松训练减轻紧张度的同时重复训练(35 页)。
- 旋转活动(78 页)。
- 下肢、背部和脑神经活动(87 页)。
- 在仰卧位的替代训练(图 7.11)。
- 对活动不够的胸椎和肋骨实施徒手松动。

前后对比

在最靠近墙壁时,患者交叉放在颈部后面双手的指间关节离墙的距离是多少(图 7.12)?

要求患者在检查中保持腰椎紧贴墙壁。如果不能如起始位置(见"起始位置",65 页)一样让腰椎紧贴墙壁,要加上墙与腰椎之间的距离。例如,如果颈部后面手指关节与墙的距离是 2cm,而腰椎与墙之间还有 1cm 的空隙,那么记录下来的总距离是 3cm。

鉴别诊断

胸廓伸展活动不仅会被胸椎小关节活动不足所限制,还会被腹部肌肉和膈肌肌肉紧张度增加所限制。如果腹肌和膈肌紧张度增加导致了活动受限,那么胸廓伸展活动可以通过对受影响的肌肉进行徒手

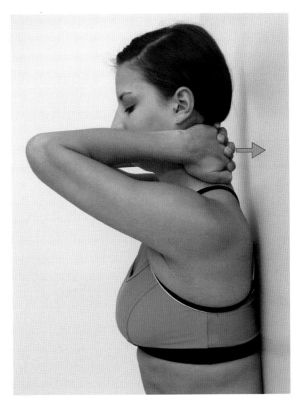

图 7.12　手部指间关节与墙壁之间的距离。

扳机点治疗,或做旋转活动(78 页)和腹式呼吸训练(42 页)来得到改善。

如果由于习惯性懒散姿势导致胸肋综合征,受刺激的胸肋关节在胸廓伸展时会受到牵张。这可以在局部引起一过性的疼痛牵拉感,但如果忽略疼痛并一直保持直立位姿势,这种感觉会逐渐消失。

如果胸椎椎间孔因椎间盘突出或该部位的一个脊椎扭转而造成狭窄,胸椎伸展可能会引起或加重该部位的症状。在椎间盘突出的情况下,仰卧位进行替代运动可以减轻症状(图 7.11)。结合单纯的腹式呼吸(42 页)进行旋转活动(78 页)或胸廓伸展活动(图 7.9),通常可以让单一扭转的胸椎重新复位。

由 Sheuermann 病、强直性脊柱炎或骨质疏松性骨折导致的不可逆的胸廓伸展受限严重限制了胸廓伸展活动可以通过胸廓伸展活动性训练得到不同程度的改善(图 7.9 和图 7.11)。

生物力学

伸直胸椎不但能避免局部症状,还能减小腹部压力,可以帮助改善呼吸并促进腹部器官的正常功能。胸椎伸展是肩部、颈椎和腰椎运动链中的一个重要部分。因此,胸椎的自由伸展活动是这个区域正常功能

的基本要求。

7.3 背部肌群柔软度

起始位置 双膝着地。双膝之间的距离同两个拳头宽，前臂和足背着地（图 7.13）。

检查

可以用鼻子先碰左膝，然后右膝，没有牵拉感或疼痛吗（图 7.13）？

训练

尽量朝检查目标努力，直到感觉到有紧张感出现。保持在这一位置，直到紧张感消失。

替代检查和训练 如果图 7.13 中的起始动作让膝或足背不舒服，可以垫一个垫子或是一个毛巾卷（图 7.14）。垫子和毛巾的厚度要足以保护不会在起始位置伤到膝或足背。由于会引起膝不适，可能会一直需要用到垫子。如果每天都运动，可以逐渐降低足背下面毛巾卷的厚度，很快就不会再需要。

疑难解答

如果训练后紧张感仍未消失，可通过以下检查和训练来发现并解决可能的力学障碍。如果下列某一项检查为阳性，让患者做相应的训练，然后再次牵伸背部肌肉。如果紧张感消失，说明已经找到并解决了相应障碍。

- 尝试替代训练（图 7.14）。
- 在做放松训练减轻紧张度的同时重复训练（35页）。
- 臀部肌群柔软度（85 页）。
- 大腿后侧肌群柔软度（89 页）。
- 下肢、背部和脑神经活动（87 页）。
- 背部肌群肌肉力量（104 页）。
- 大腿前侧肌群柔软度（99 页）。

前后对比

鼻和膝的最短距离是多少（图 7.15）？

鉴别诊断

如果骶髂关节障碍对鼻朝膝运动造成了阻碍，常

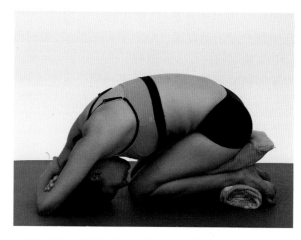

图 7.14 使用垫子和（或）毛巾的替代检查和训练。

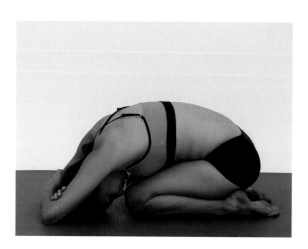

图 7.13 背部肌群柔软度。

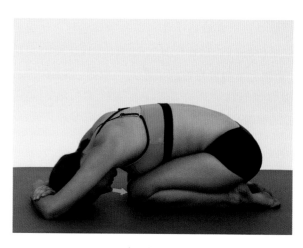

图 7.15 鼻、膝间的直线距离。

会在骶髂区域局部感到疼痛。在这种情况下，通过徒手骶髂关节复位或通过大腿前侧肌群柔软度训练，可以让鼻和膝靠得更近（99 页）。

生物力学

　　大多数人都是懒散姿势，腰椎、胸椎和下段颈椎屈曲。只有上段和中段颈椎过伸代偿，让人可以直视前方。长此以往，这种过伸会导致颈部肌肉短缩，使背部肌肉在柔软度检查中感到紧张。同样，缺乏休息也会导致颈部肌肉张力（35~43 页）的反射性（41 页和 43 页）和功能异常性增加。

　　如果患者在 50 岁以下，在背部肌群柔软度检查中通常不会再在腰椎和胸椎感觉牵拉感，因为这个部位的肌肉由于懒散姿势而被特别拉长了。在一些不那么常见的在腰椎和胸椎感到牵拉感的病例中，往往是由于背部伸肌紧张。这种紧张的典型原因是长时间静坐（44~47 页）、腰椎过伸的情况下长时间站立，或者由不稳、脊椎扭转、椎管狭窄造成的防御性放射，或椎间盘区域、椎间关节或脊神经引起的疼痛。

> **训练后舒适感**
>
> 　　用背部肌群柔软度训练来牵伸背部伸肌常会让患者感觉舒适，因为牵张是在让脊柱无负荷的体位下进行，还可以给颈椎产生一些牵引力。该运动的纠正和放松作用使其成为健身课后可以让人感到愉悦的结束动作。

7.4 肩部活动

　　起始位置　仰卧位。如果还未通过下颌后缩活动和胸廓伸展活动检查（62 页和 65 页），可用枕头给头部提供支撑。右侧上肢放在体侧。左侧上肢从背后往右边伸，直到左手中指指尖碰到右侧手肘部（图 7.16，①），左手保持此位置。然后将右侧肘关节从左手中指指尖移开，把右手手掌平放在左侧肩上，直到你的右手拇指碰到颈部，手指指尖碰到地面（图 7.17）。

检查

　　是否可以将左边肩胛骨收平贴紧地面，同时让左边肩顺着右手手掌（图 7.18，②）朝指尖的方向往下滑（图 7.19，③），直到只与手指接触而不再与手掌接触，

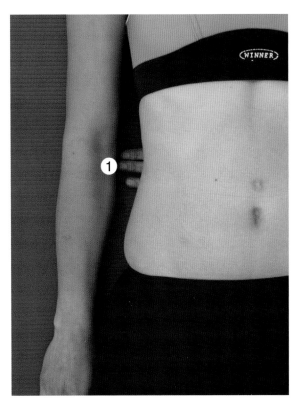

图 7.16　第 1 步：左手指尖触碰右肘。

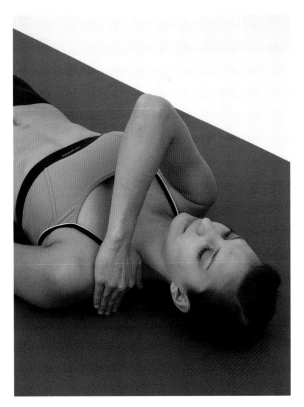

图 7.17　第 2 步：将右手放于左肩，拇指触碰颈部，指尖触碰地面。

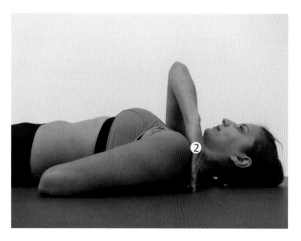

图 7.18　②由于肩部只触及手掌,检查无法通过。

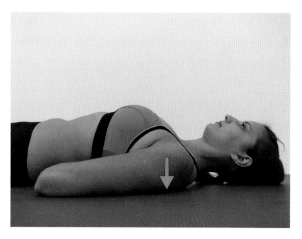

图 7.20　不使用右手衡量肩部活动的进展。

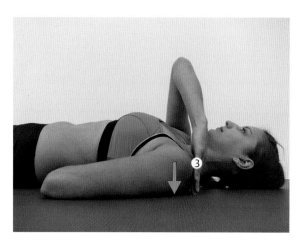

图 7.19　③由于肩部平坦地触及地面及手指,检查通过。

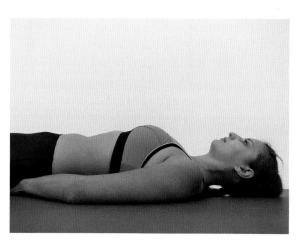

图 7.21　替代训练的起始位置为手置于臀后部。

且无紧张感或疼痛?

训练

　　将左侧肩胛骨压向地面方向,直到感觉开始有紧张感。保持在这一位置,直到紧张感消失。右手可以感觉到运动的方向和在运动中所取得的进展。一旦有这两种感觉,就不再需要用右手来衡量运动进展了,可以让右侧上肢放松地放于体侧(图 7.20)。

　　替代训练　如果在起始位置中把手放在背后时感到疼痛,在开始时应把手放在臀部后面(图 7.21)。随着活动增加,在不引起疼痛的情况下,可以把手一点点地移向检查要求的位置(图 7.16)。

疑难解答

先回缩,再内旋

　　患者如果肩部活动非常受限,当把手放到后面

去时会听到肩关节内发出异常脆响或低沉的声音。可通过以下动作来避免,先把肩胛骨尽可能地朝脊柱收 3 次(内收),然后把肩胛骨保持在这个位置,然后把手往背后放。异常的声音随着活动增加而消失。

　　如果通过把手放在臀部后面的替代训练(图 7.21)都无法减轻肩膀内的牵拉感,那么就需要通过以下检查和训练来发现并解决潜在的力学障碍。

　　如果下列某一项检查为阳性,让患者做相应的训练,然后重复肩部活动训练。如果紧张感消失,说明已经找到并解决了相应障碍。

　　● 在做放松训练减轻紧张度的同时重复训练(35~43 页)。

　　● 旋转活动(78 页)。

　　● 肩胛带和肱三头肌肌肉力量(106 页)。

　　● 上肢神经活动(73 页)。

• 胸廓伸展活动(65页)。

如果患者由于活动受限而无法在检查过程中将右手放在左肩,可尝试以下替代检查:整个左侧上肢,即从肘到腋窝的位置,能否朝后压到地面上 (图7.22)?

如果患者对自己的身体感觉良好,可以感觉到上臂与地面之间距离的大小。而对自己身体感觉欠佳的患者可以通过一面镜子来看到上臂与地面的距离。

皮肤紧绷

这个替代检查只有在上臂皮肤紧绷的情况下才会起作用。如果皮肤松弛,即便肩前伸,上臂的皮肤也会碰到地面。

前后对比

假设上臂的皮肤紧绷,上肢从腋窝处到地面的距离是多少(图7.23)?

另外:右手(图7.18)要朝上移动多少才能让手掌(图7.18,②)不再与肩接触?

鉴别诊断

如果肩袖肌群短缩或过度紧张,在肩活动中常会在上臂近端外侧感觉到牵拉感。

此外,如果肱二头肌长头发炎,在肱骨大结节和小结节之间(结节间沟)按压会引起疼痛,肱二头肌收缩和牵伸的张力也会引起疼痛(图7.24)。

生物力学

如果颈部肌肉紧张经过局部治疗只能得到短暂

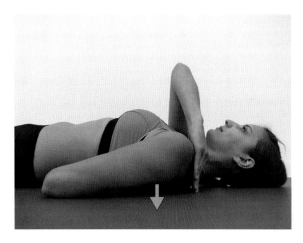

图 7.23　腋窝与地面间的距离。

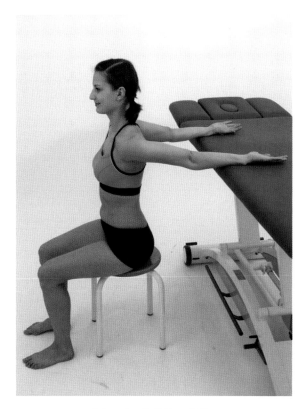

图 7.24　拉伸肱二头肌。

缓解,那么紧张的原因可能是源自对另一个原发功能障碍的代偿。除了胸式呼吸(43页)和臂丛活动减少(73页),常会有盂肱关节内旋受限。

如果盂肱关节内旋受限,整个肩胛带必须前伸才能让手到达身体的中线。肩前伸和继发的胸椎后凸是颈部肌肉紧张和肩关节撞击的重要原因(Betz等,2005)。

反之,肩部活动可以让患者重新获得在生理位置上用双手在身体中线位置工作的能力。以上原因,连

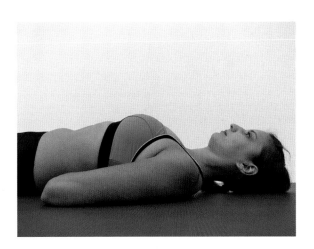

图 7.22　腋窝触及地面。

同肩胛骨后缩增加、肩袖肌群肌腱循环和弹性增加，可用来解释为什么肩关节活动取得进展时肩部撞击综合征的症状减轻。

7.5 指屈肌群柔软度

　　起始位置　站在离墙角一臂长的位置。将左臂朝前伸到水平位置，手臂外旋，掌侧向上，肘尖朝下。手腕背伸，手指朝下，碰到墙壁，同时左侧拇指和左肩碰到左侧墙壁(图7.25)。

检查

　　此位置下，是否可以将手掌和手指放平并紧贴对面墙壁(图7.26)？

训练

　　手掌朝墙面挤压直到开始感觉有紧张感。保持在这一位置，直到紧张感消失。

　　替代检查和训练　左侧肩靠在墙上，起始位站在墙边避免了躯干向左或向后转。此起始位置可以检查

并训练上肢神经活动(73页)。

　　如果没有合适的墙角，指屈肌群柔软度检查和训练可以用一面墙进行，而不一定需要一个墙角来完成(图7.27)。

疑难解答

　　如果训练后紧张感仍未消失，可通过以下检查和训练来发现并解决可能的力学障碍。如果下列某一项检查为阳性，让患者做相应的训练，然后重复牵伸指屈肌群。如果紧张感消失，说明已经找到并解决了相应障碍。

　　● 在做放松训练减轻紧张度的同时重复训练(35页)。

　　● 检查月骨朝手掌方向活动的活动性，如果需要就松动月骨。

　　●肩部活动(69页)。

前后对比

　　小鱼际隆起处豌豆骨平面与墙面的距离是多少(图7.28)？

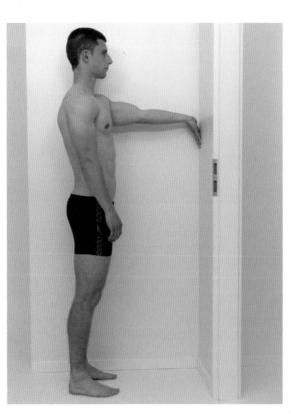

图7.25　保持手臂水平位。

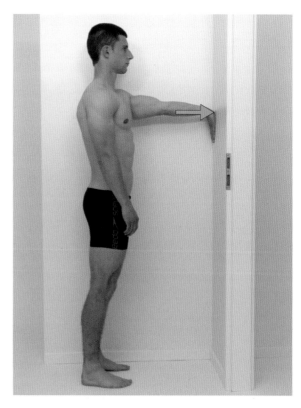

图7.26　掌根紧贴墙壁。

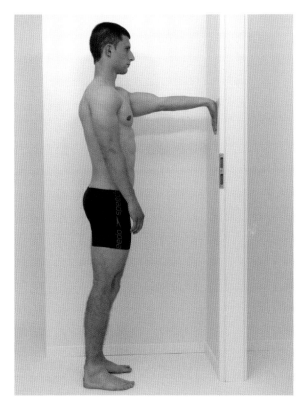

图 7.27 不需要墙角的替代检查和训练。

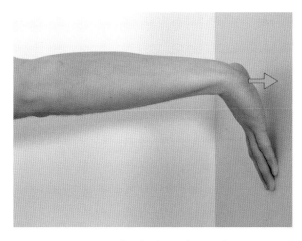

图 7.28 墙壁与豌豆骨间的距离。

鉴别诊断

如果患者无法用小鱼际掌根处触及墙面,腕关节伸展可能是由于腕关节活动度不足或中指屈肌弹性降低所限制。

中指屈肌弹性不足的典型表现是在手指掌面、手掌和腕关节或前臂处可感觉到一种牵拉感,通过运动中的轻柔牵伸或可消失。

另一方面,腕关节障碍通常可以感到腕背疼痛或

腕背中间紧张。最常见原因是月骨向掌侧滑动受限。由于关节障碍,腕关节的活动和疼痛不会因指屈肌群柔软度训练而得到改善。如果障碍通过手法得以解决,腕关节伸展活动可以得到即刻改善。当压力明显减小的腕关节伸展增加,才有可能给手指屈肌更大强度的牵伸。

生物力学

手指屈肌足够的柔软度可以放松前臂肌肉,因此也能放松前臂-上臂-肩关节-颈部运动链上的其他肌肉。并且,它还能保证上肢最佳的支撑功能,以使上肢帮助分担脊柱的压力,如从仰卧位到坐位。

7.6 上肢神经活动

起始位置 如指屈肌群柔软度检查一样站立(图 7.26 或图 7.29a)。

检查

能否保持左手手指打开伸直,手掌和手指紧贴墙壁,然后移动双脚整个身体向右转,直到双肩都贴到墙壁(图 7.29b),而左手指、左侧上肢和左肩的任何部位都没有疼痛或额外的紧张感?

训练

朝检查目标努力,直到感觉开始有紧张感。保持在这一位置,直到紧张感消失。

> **注意:神经刺激**
> 由于神经很脆弱,进行这一活动时需要特别小心,且对神经施加过度压力的影响是延后出现。

替代训练 如果没有合适的墙角,训练可以用一面墙进行,而不一定需要一个墙角来完成(图 7.30)。

接下来的运动目标是把脚和身体向右转 90°(图 7.30b),而不使左手手指、上肢及左肩的任何部位感到疼痛或额外的紧张感。

如果臂丛神经活动因椎间盘突出或颈椎退行性病变而受限,那么运动中只能通过把头往前屈(图 7.31)才能放松,或者患者在仰卧位时在颈部后面放一个厚枕头,以让颈椎获得足够的前屈角度(图 7.32)。

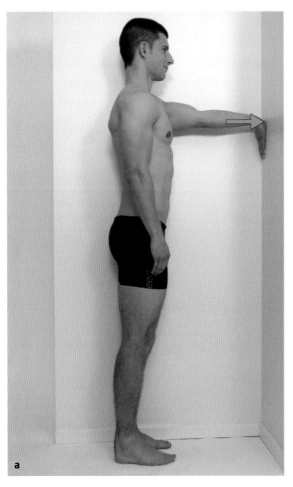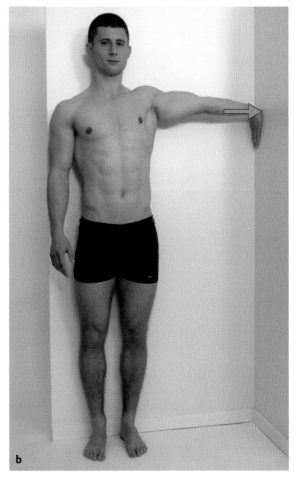

图 7.29 上肢神经活动。

神经牵张训练

训练必须简单以便患者自己训练。因此,针对到目前为止所展示的上肢神经活动训练,选择一个简单、静态的神经松动术。在这些运动中,神经被拉伸直到产生紧张感。保持在这一位置,直到这种情况下激发的紧张感明显消失。

神经滑动训练

在患者对自身有足够感知的情况下,可以在物理治疗师的指导下学习动态神经松动技术。这种运动也叫滑动运动。运动中,在神经的一端施加张力,在另一端放松,不断交替(图 7.33 和图 7.34)。神经在被拉紧的邻近组织中来回滑动,就像牙线在牙缝之间滑动一样。这种滑动运动对于神经特别温和,因此可用于急性刺激或特别敏感的神经。

疑难解答

如果训练后紧张感仍未消失,可通过以下检查和训练来发现并解决可能的力学障碍。如果下列某一项为阳性,让患者做相应的训练,然后重复上肢神经活动训练。如果紧张感消失,说明已经找到并解决了相应的力学障碍。

- 在做放松训练减轻紧张度的同时重复训练(35~43 页)。
- 胸廓伸展活动(65 页)。
- 旋转活动(78 页)。
- 部分替代训练(图 7.31 至图 7.34)。
- 松动第一肋骨(见图 11.1)。

前后对比

如果患者能在无紧张感的情况下一直转到右边,直到双肩都靠到墙上,则患者通过检查(图 7.35)。如果患者未通过检查,测量右肩胛骨内侧缘与墙面的距

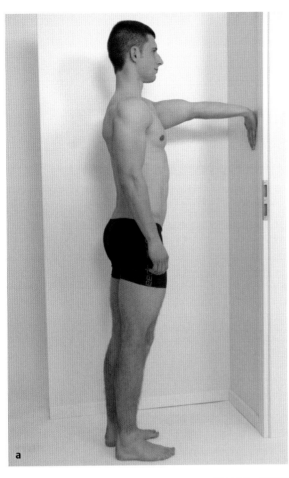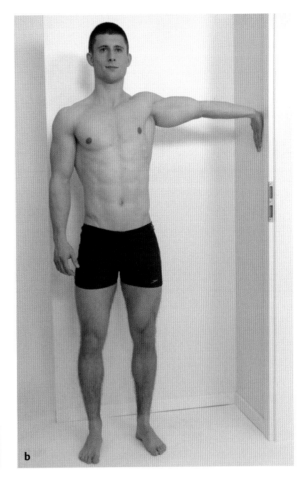

图 7.30　不需要墙角的替代训练。

离（图 7.36）。如果患者无法将小鱼际隆起紧贴墙面，那么应该加上豌豆骨与墙面之间的距离（见图 7.28）。

> **距离 1+距离 2**
> 如果肩胛缘与墙面的距离是 4cm，豌豆骨与墙面间有额外的 1cm 距离，记录下来的总距离是 5cm。

如果没有墙角进行替代训练（见图 7.30），则无法测量肩胛缘与墙面之间的距离。那么上身旋转的前后对比只能通过一个准确性稍低的方法替代了，如在一个想象的表盘上通过时间或角度来表示。

鉴别诊断

在检查体位下（图 7.37），如果治疗师通过徒手颈椎牵引可以减轻紧张感（图 7.38），表明有椎间盘或椎间孔神经卡压。这种情况下应尝试图 7.31 至图 7.34 中的任一个替代训练看是否能让患者的症状和神经活动得到更大程度的改善。

如果想确定某个特定区域在检查中的相关症状是否来源于神经张力，可以通过移动离该部位尽可能远的其他部位来放松神经，该部位与产生症状的部位只在神经上有关系，在肌肉、骨头和关节结构方面没有联系。

> **神经对局部**
> 胸小肌在图 7.39 中的姿势下出现的张力，可以通过同侧手握拳使之消失（图 7.40）。这是神经活动导致症状的有力证据，因为神经是手指和胸部唯一的力学联系。类似的，手部源于神经活动的症状可以通过颈椎向对侧侧屈而加重。

上肢神经活动训练表明：对上肢神经的所有组成部分，尤其是正中神经的松动，对于治疗大部分上肢神经卡压卓有成效。

相比较而言，对于较少受到影响的尺神经和桡神经的组成部分，可通过以下方法加以强化：

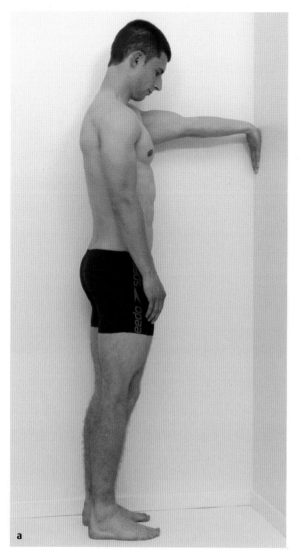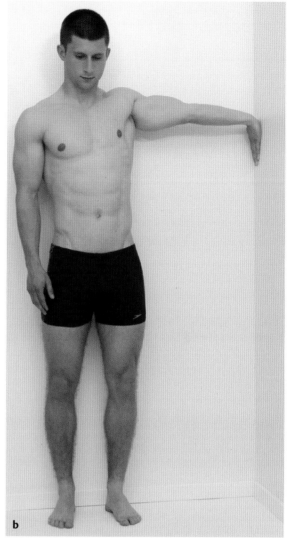

图 7.31　站立位下,头前屈的上肢神经活动训练。

- 尺神经(图 7.41):
  - 颈椎:向对侧屈曲
  - 肩:外展、下压和外旋
  - 肘:屈曲
  - 前臂:旋前
  - 腕:背伸
  - 手指:最大限度地伸展
- 桡神经(图 7.42):
  - 颈椎:向对侧屈曲
  - 肩:下压、外旋,以及在肩下压的前提下尽可能地外展
  - 肘:伸直
  - 前臂:旋前
  - 腕:掌屈和尺偏
  - 手指:握拳

生物力学

神经动力学

　　上肢神经良好的活动能预防由神经动力学原因导致的头部、脸部、颈椎和手臂的疼痛和紧张感。

　　肌肉僵硬通常可以让活动不足的神经松弛。长远来看,这种类型的肌肉紧张(图 7.43)只能通过恢复上肢神经活动来解决。

　　对于上肢神经来说,特别影响肩上提肌群(肩胛提肌、下斜方肌、斜角肌)以及肩内收肌群(胸大肌和胸小肌)。如果正中神经的神经根紧张,肘、手和手指的屈肌也会受到影响。对于尺神经来说,则是对应肱三头肌、腕与手指的屈肌,而对于桡神经来说,则对应

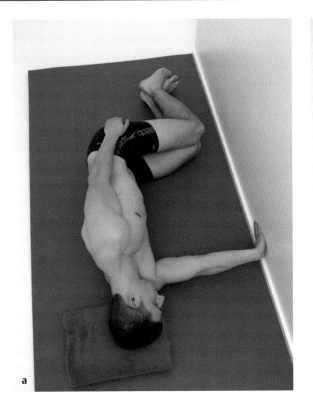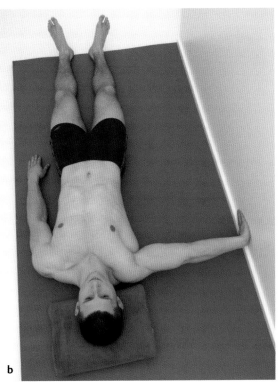

图 7.32　仰卧位下使用厚枕头进行上肢神经活动。

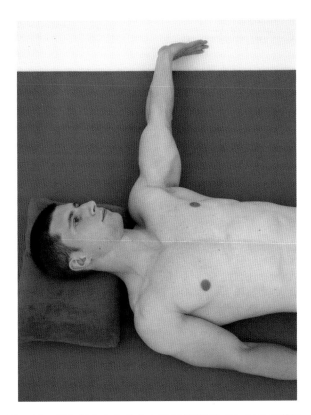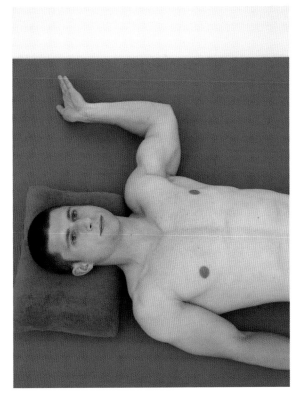

图 7.33　当头部由中立位向左侧肘关节侧屈时,肘关节伸展。　　图 7.34　当头部回到中立位时,左侧肘关节屈曲。

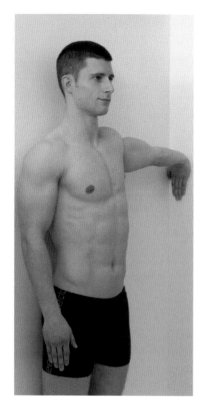

图 7.35 检查目标已达到：双肩均触壁。

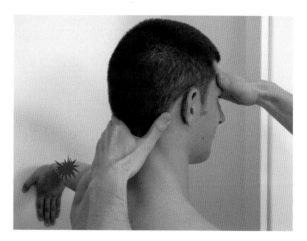

图 7.37 无牵引，在检查体位下感觉到紧张感。

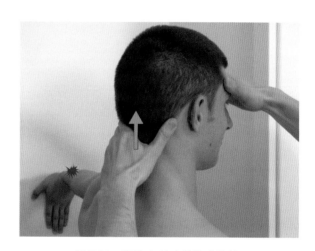

图 7.38 颈椎牵引后紧张感降低。

个长期的方案来解决。

7.7 旋转活动

起始位置 右侧卧位，把左手置于后脑处让手指能触碰到右耳后缘。如果还未通过下颌后缩活动（62页）和胸廓伸展（65页）活动检查，应将一枕头置于头与左手之间。接着，右手手指抓住左膝腘窝中间处，并用力将左腿下压直至右手手肘接触到地面（图7.44，①）。

检查

是否可以保持左膝和右肘在这个位置（图7.44，①）（在无痛和无紧张感的情况下），并同时将左手手肘往下压直至左手臂碰到地面（图7.44，②）？

训练

伸直左肘并将左手臂往地面方向沉下去，直至刚

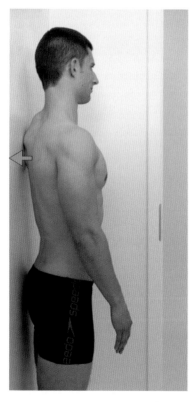

图 7.36 未通过检查：右侧肩胛骨内侧边缘与墙壁之间有间隙。

肱三头肌、腕和手指的伸肌。

如果这些肌肉的张力过高，在使用其他治疗方法时只能得到短暂缓解，神经卡压可能是其潜在原因。这种情况只能通过确定以及松动特定的神经，提供一

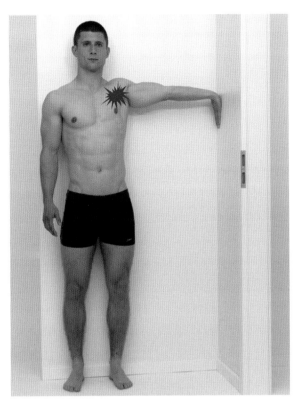

图 7.39 检查位置的张力。

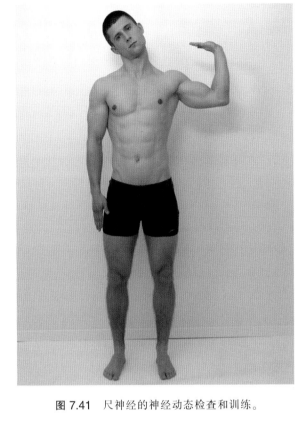

图 7.41 尺神经的神经动态检查和训练。

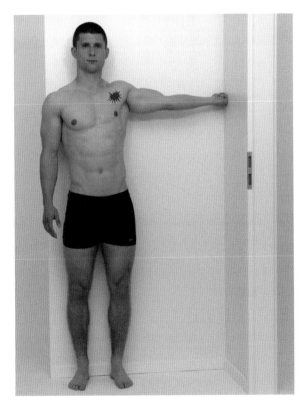

图 7.40 握拳后张力下降。

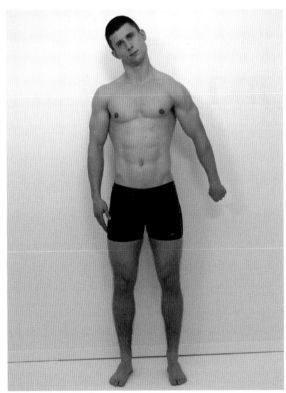

图 7.42 桡神经的神经动态检查和训练。

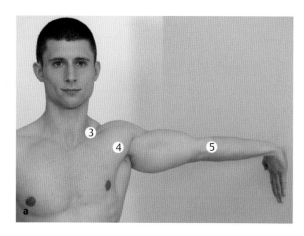
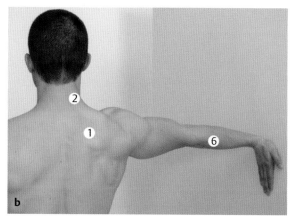

图 7.43　由于活动不足的神经支配的典型肌肉过度紧张区域:肩胛提肌①,斜方肌上束②,斜角肌③,胸大肌和胸小肌④,腕屈肌和指屈肌⑤,手部伸肌和指伸肌⑥。

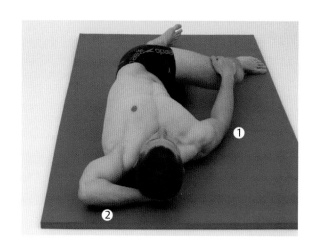

图 7.44　旋转活动检查。

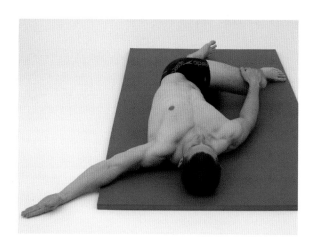

图 7.45　旋转活动训练。

好感受到有紧张感产生(图 7.45)。保持在这一位置,直到紧张感消失。当在该姿势下不再有紧张感时,可以尝试沿地面稍微上下活动左手臂,看是否会再次感受到紧张感。

　　替代训练　如果肩关节存在对位不良,那么在做旋转活动训练的过程中,左肩关节的各个肌腱会发生挤压。这种挤压我们称之为撞击,通常会造成肩关节上方疼痛,就是指夹克、套头衫或工装上衣肩垫所在的位置(图 7.46)。这种撞击会产生负面效果,因为它增加了被撞击后的肌腱的应激性。所以如果发生疼痛,要沿着地面往下滑动左手臂直至疼痛消失(图 7.47)。

　　如果这一训练使脊柱或骶骨周围产生疼痛,应集中注意力让每一块胸椎和每一根肋骨都发生旋转运动,并且让左手臂随重力下落。如果还无法消除症状,那就把两侧膝关节重叠看是否有效(图 7.48)。

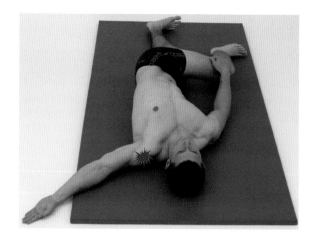

图 7.46　如果肩膀顶部有疼痛。

疑难解答

　　脊柱旋转运动链典型的不平衡是指胸椎的活动变小而下段腰椎、骶髂关节和颈椎中段的活动变大,

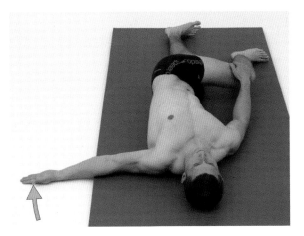

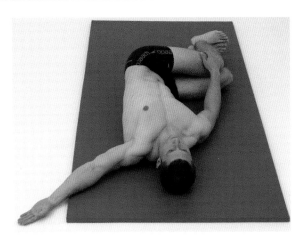

图 7.47　让手臂沿着地面下滑，直到疼痛消失。

图 7.48　两侧膝关节重叠的替代训练。

并出现症状。在这种情况下，只要患者将胸椎的部分潜在张力释放出来，在训练时出现在骶髂关节或腰椎的症状通常就能立刻消失。为了达到这一目的，患者可以通过有意识地让每一块腰椎和每一根肋骨都主动配合旋转运动，并且让左臂随重力自然下沉。

如果在完成这些训练之后肩-臂区域的张力仍未消除，需通过以下检查和训练来发现并解决可能的力学障碍。如果下列某一项检查为阳性，让患者做相应的训练，然后重复旋转活动训练。如果紧张感消失，说明已经找到并解决了相应障碍。

- 在做放松训练减轻紧张度的同时重复训练（35页）。
- 肩部活动（78页）。
- 肩胛带和肱三头肌肌肉力量（106页）。
- 徒手缓解胸小肌张力（见图11.3）。
- 盂肱关节的徒手松动（见图11.2）。

前后对比

左前臂可以首先接触地面的那个点与地面之间的距离有多大（图7.49a）？

前臂与地面之间距离过大（图7.49b）使得我们很难判断是哪一个点先接触地面。在这种情况下，为了在检查前快速确定这个点，可以在检查前让患者把整个身体往左边倒，直到碰到地面（图7.50）。左前臂最先接触到地面的点就是后面检查中会用到的标志点。

鉴别诊断

旋转活动训练（图7.45）主要松动的是左髋关节外展肌群、脊柱、胸和左臂的肌肉和筋膜。当左臂在训练中出现症状，要鉴别这是由于神经动力还是肌筋膜张力时，可以使用上肢神经活动检查（73页）。如果在这些检查中症状加重，则表明有神经松动性功能障

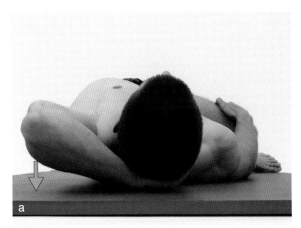

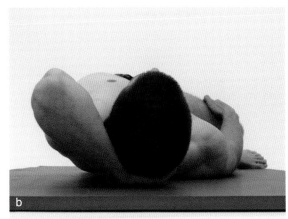

图 7.49　地面与前臂之间较近的距离（a）。地面与前臂之间较远的距离（b）。

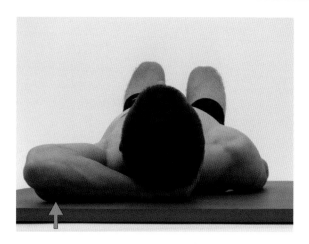

图 7.50　前臂上这一点先着地。

碍。如果不出现症状加重地通过了上肢神经活动检查，则上肢神经活动不足可以被排除。

生物力学

旋转活动训练是一项非特异性松动技术，它可以影响多个关节和组织，从附着在胫骨上的髂胫束到髋股关节，一直往上到颈椎部分。这项训练可以松动臂丛神经、肌肉骨骼系统成分、脏腑以及这些系统间的交界面，如位于胸腔内的胸与肺之间的松动。其他相关交界面有从胸小肌下方穿行的臂丛神经和手臂血管。胸大肌、胸小肌的张力增加会压迫在其下方通过的神经和血管，对肩和脊柱的正常功能造成阻碍。

在胸部肌群紧张时，如果通过收缩或牵拉导致肌肉更加紧张时，会压迫手臂神经和血管，导致手和手臂产生刺痛感，如睡觉时把一只手枕在脑后，或进行旋转活动训练（图 7.45）。如果在训练中这种刺痛感让人感到不舒服，应停一下直到症状消失，然后再继续训练。一旦胸肌通过训练得到放松，其下神经和血管之上的压力会得到缓解。当通过努力训练达到了训练目标（见图 7.44），以后的日常活动或训练中将不再出现麻刺感。

> **感觉异常**
> 　　手和手臂的感觉异常，并不是训练过程中的禁忌。相反，它们表明从长远来看旋转活动训练可降低感觉异常。

最后，胸肌松弛通常可以导致扭转的 C7 和 T2 椎骨之间重新排列对齐。这可能是由于紧张的胸肌导致肩胛骨前伸，造成其拮抗肌，即菱形肌和斜方肌的横向部分张力升高。如果拮抗肌紧张，附着在 C7-T4 和 C7-T3 棘突的部分可能会导致脊椎扭转，这一问题可以通过放松胸肌得以解决。

7.8 提举技巧

起始位置　站立位，将一瓶 1.5L 的水摆放在面前地板上。

检查

能否保持在脊柱中立位曲度（21 页），脚跟不离地的情况下拿起瓶子（无紧张感或疼痛）吗（图 7.51）？

训练

朝检查目标努力，直到开始感觉到有阻力。保持在这一位置，直至阻力消失。

替代训练　在日常活动中，每当需要拿起物体时，训练正确的提举技巧是有意义的。通过检查前，应把经常需要用的物体放得足够高，以保证可以在保持稳定的脊柱中立位曲度的情况下拿取该物体（21 页）。例如，经常需要搬动瓶筐，可以把一个瓶筐放在

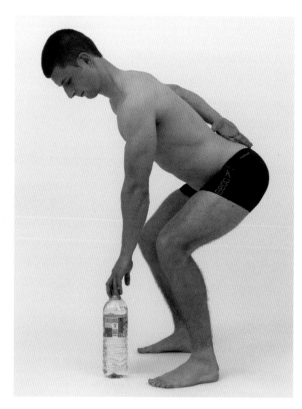

图 7.51　提举技巧。

另一个的上面。

疑难解答

如果训练后紧张感仍未消失,可通过以下检查和训练来发现并解决可能的力学障碍。如果下列某一项检查为阳性,让患者做相应的训练,然后重复提举技巧训练。如果紧张感减轻,说明已经找到并解决了相应的力学障碍。

如果患者无法在脊柱稳定的情况下拿到瓶子,参考本节"前后对比",并留意在进行以下训练后,手与瓶子之间的距离减少了多少。

- 大腿后侧肌群柔软度(89 页)。
- 髋关节屈曲活动(84 页)。
- 臀部肌群柔软度(85 页)。
- 大腿前侧肌群柔软度(99 页)。
- 下肢、背部和脑神经活动(87 页)。

如果患者通过距下关节旋前拿到了瓶子,应引导患者不要在运动中使用这种代偿技巧,而要在运动中主动保持稳定的曲度。如果患者无法完成这项任务,或在伸手去拿瓶子时抬起了脚跟,应检查患者距小腿关节的活动度。如果活动受限,可通过徒手松动距小

腿关节来获得正常的运动序列(129 页)。

前后对比

手和瓶子之间的距离有多大(图 7.52)?

鉴别诊断

如果不踮起脚尖就无法碰到瓶子,那问题要么在肌肉上,要么在关节上。如果距小腿关节背伸受限,患者会感受到踝关节前面有压力。如果主要是患者的比目鱼肌的柔软度受限,那么患者会感受到比目鱼肌或跟腱有牵拉感。然而这比较少见,只有在比目鱼肌发生明显粘连或短缩时才发生。

在所有这些情况中,患者会倾向于用内旋来代偿背伸不足。

> **距小腿关节关节活动受限**
> 通常只会在主要关节活动受限得到缓解后才能感觉到肌肉的限制。

生物力学

通过维持腰椎的曲度并运用腿部力量来搬起物

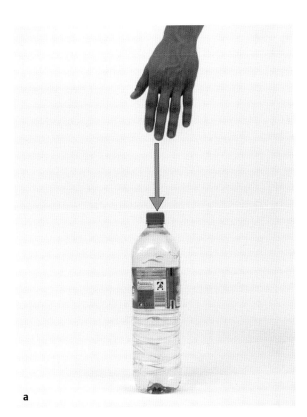
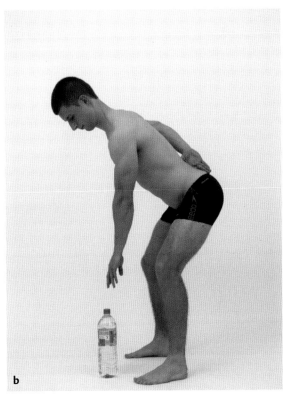

图 7.52 手与瓶子之间的距离。

品,一项正确的提举技巧可以预防椎间盘损伤。因此,该技巧需要并且可以训练到髋关节屈曲活动(84 页)。除了避免急性腰背损伤外,该技巧同时也能预防由于髋关节活动不足和腰椎过度活动之间不平衡所造成的退行性病变性磨损。为了防止这种不平衡的产生,正确的提举技巧也会用于提举一些不会造成急性损伤的较轻的物品。一旦这样应用,提举技巧就会成为一项锻炼腰椎稳定性和髋关节柔韧性的快捷且实际可行的训练,并且这很容易融入日常生活的活动中,也可在某种程度上改变以久坐不动为主的生活方式中的懒散姿势。

7.9 髋关节屈曲活动

起始位置 面对墙壁坐在高度适中的凳子或椅子上(25 页)。保持两膝之间的距离(图 7.53)与前臂长度相同,并且膝与墙壁之间有两个拳头宽度的距离(图 7.54)。然后在座位上身体向前或向后倾斜直至胫骨与地面垂直。

现在将手握拳放在喉部,然后在拳头上将下颌往后滑动,直至颈部感受到轻微张力(64 页),维持此姿势,并将脊柱维持在稳定中立位曲度的同时上躯干向前倾斜。

检查

是否可以使脊柱维持在稳定中立位曲度(保持下腰段的曲度)的同时,将身体前倾,直到头碰到墙壁(图 7.55),而不感到紧张或疼痛吗(21 页)?

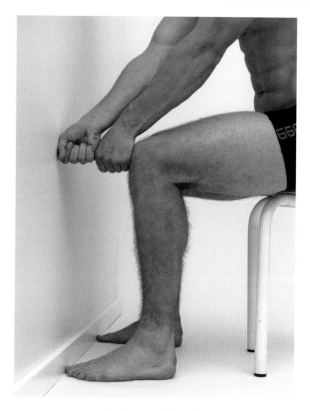

图 7.54 两膝与墙壁间的距离。

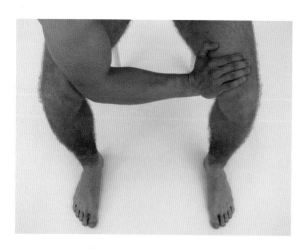

图 7.53 两膝之间的距离。

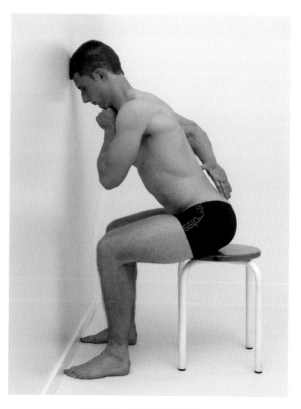

图 7.55 髋关节屈曲活动。

训练

朝检查目标努力,直至开始感受到阻力,然后保持在这一位置,直至阻力消失。

替代训练 在训练过程中,应将脊柱弯曲度稳定在中立位,达到脊柱中立位曲度(12 页)。维持上躯干平衡(23 页),看能否在此姿势下向前弓起下腰段。如果不可以,调高座位直至可以完成,而后将座位保持在这个高度,既方便每天的生活,又可以用来进行髋关节屈曲活动训练。如果座椅高度无法调整,可使用坐垫,或者另选一把更高的座椅。

疑难解答

如果在训练过程中肌肉张力一直未降低,可通过以下检查和训练来发现并解决可能的力学障碍。如果下列某一项检查为阳性,让患者做相应的训练并重复检查。如果现在更加容易,说明已经发现并解决了相应障碍。

- 臀部肌群柔软度(85 页)。
- 大腿后侧肌群柔软度(89 页)。
- 下肢、背部和脑神经活动(87 页)。

裤子过紧

如果患者因裤子过紧而影响坐位训练(见本节"鉴别诊断"部分),最快速的解决方法就是让患者解开纽扣或拉开拉链或把裤子脱掉。然后让患者买宽松一点儿的裤子,以避免限制髋关节屈曲活动。

前后对比

患者的头部和墙壁之间的最短距离是多少(图 7.56)?

鉴别诊断

髋关节活动不足时,在活动末端会引起腹股沟中部疼痛,如腹股沟处疼痛在咳嗽时加剧或是腹股沟处出现明显隆起,则必须要排除患者是否存在腹股沟疝。

取决于是肌源性受限还是神经动力源性受限,髋关节屈曲活动可以通过训练髋关节屈曲活动(84 页)、臀部肌群柔软度(85 页)、大腿后侧肌群柔软度(89 页)或下肢、背部和脑神经活动(87 页)而得到一定程度的改善。

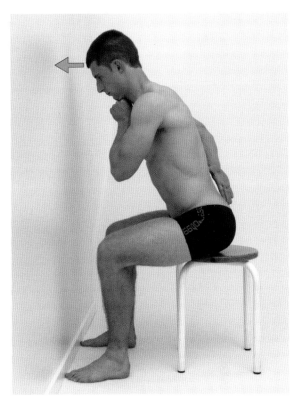

图 7.56 头与墙壁的距离。

在大多数情况下,裤子过紧是影响髋关节屈曲活动的主要因素。如果存在这种"纺织品性挛缩",那么当松开皮带、解开纽扣或拉开拉链时,髋关节屈曲会更轻松。

生物力学

只有当髋关节屈曲活动充分时,才能保证脊柱中立位曲度(见图 3.4,13 页),才能保证骨盆在坐位、站立位和前倾时自然对位。一旦髋关节屈曲活动受限,屈曲运动链上的邻近关节就会通过不同程度的过度活动来代偿(骶髂关节和 L5-S1 关节)。结论是,髋关节屈曲活动不足会促使骶髂关节不稳并增加 L5-S1 关节的磨损。

7.10 臀部肌群柔软度

起始位置 坐在椅子或一个高度合适的支撑面上(25 页),面对墙壁,右脚趾和右膝接触墙壁。左足放在右侧大腿上,使左膝和左脚趾也触碰墙壁。然后使左膝自然地朝外下沉。控制腰椎使其自然伸展到 75% 的角度(13 页)。把拳头放在颈部前面,缓慢使下颌顶住拳头向后滑动(图 7.57),到"双下颌"姿势(64 页)。

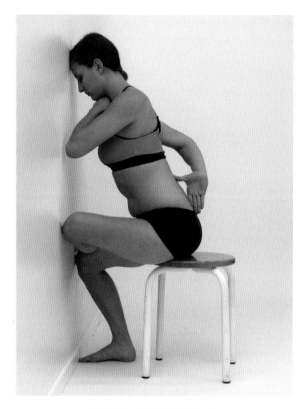

图 7.57 臀部肌群柔软度。

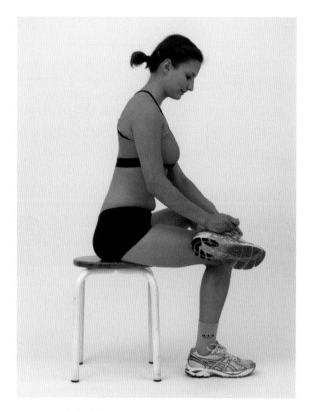

图 7.58 在穿脱鞋子的过程中进行臀部肌群柔软度训练。

训练

朝检查目标努力，直到第一次感觉到有阻力。保持在这一位置，直到阻力消失。

替代训练

• 坐位训练

也可在没有墙壁的情况下进行臀部肌群柔软度训练。如在穿脱袜子和鞋子的过程中保持上述牵伸姿势（图 7.58），就可以把训练结合到日常生活活动中。倘若不能维持脊柱中立位曲度（21 页）并变成圆背姿势（12 页），那么应增加椅子的高度，直到能保持下腰部弧度。如果椅子高度不可调，可以用坐垫增加椅子的高度或换一张更高的椅子。

• 手膝位

为了牵伸左侧臀部肌肉，可将右侧腹股沟放在左侧足跟上。然后让下腰部弯曲并保持右侧腹股沟不离开左足，缓慢地将臀部向左侧倾斜。保持此动作直到感觉左侧臀部肌肉开始紧张（图 7.59）。保持在这一位置，直到紧张感消失。

疑难解答

如果训练后紧张感仍未消失，可通过以下检查和

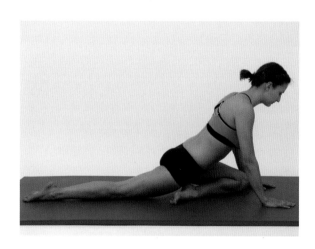

图 7.59 手膝位臀部肌群柔软度训练。

训练来发现并解决可能的力学障碍。如果下列某一项检查为阳性，让患者做相应的训练并重复臀部肌群柔软度训练。如果肌肉紧张感消失，说明已经发现并解决了相应障碍。

• 在做放松训练减轻紧张度的同时重复训练（35 页）。

• 大腿后侧肌群柔软度（89 页）。

• 下肢、背部和脑神经活动（87 页）。

• 髋关节屈曲活动（84 页）。

- 髋关节伸展活动(96页)。
- 大腿前侧肌群柔软度(99页)。

前后对比

患者头部和墙壁之间的最短距离是多少(图7.60)?

鉴别诊断

如果在牵拉臀部肌肉时出现腹股沟处撞击,可能是由于髋关节炎、股骨头前移或骶髂关节紊乱。如果是由于股骨头前移,腹股沟处的撞击感可以通过以下训练得以减轻,如手膝位替代训练(图7.59)、髋关节伸展活动(96页)或是大腿前侧肌群柔软度训练(99页)。

生物力学

正如柔软度良好的腘绳肌一样,臀部肌群的全范围柔软度可以防止屈曲运动链中相邻关节-骶髂关节和L5-S1节段的过度活动。臀部肌群柔软度的提高会减少L5-S1椎间盘的压力,研究发现58%的腰椎间盘突出发生在这个部位,相对而言只有36%发生在L4-L5,5%发生在L3-L4椎间盘(Schäfer,2005)。臀部肌肉的全范围柔软度可以促进脊柱维持在中立位曲度

(12页),特别是髋关节处于屈曲外旋位,如交叉腿坐,或坐在椅子上一条腿跨过另一条腿穿脱鞋子和袜子时。

此外,臀肌的充分延展也是坐骨神经正常功能的必要条件,因为坐骨神经从梨状肌下面穿过,在某些个体甚至穿行其中。由于两者之间的紧密联系,故当梨状肌的张力增高时会激发神经症状,压迫坐骨神经,并对其造成神经动力性阻碍(Fishman等,2004)。

> **梨状肌**
>
> 当髋关节屈曲和内收时可以牵拉到梨状肌。一旦髋关节屈曲,就如在臀部肌群柔软度训练中一样,髋关节外旋也可以牵伸该肌群,因为在60°屈曲后,梨状肌就从髋关节的外旋肌变为了髋关节的内旋肌(Snijders等,2006)。

7.11 下肢、背部和脑神经活动

起始位置 坐在一张椅子或高度合适的凳子边缘(25页),面对墙壁。脚趾离墙壁距离为一只脚的长度,两侧小腿垂直地面。左足足跟放在地面上,脚尖顶住墙壁,就像踩在汽车的离合器上一样(图7.61,①)。

检查

是否可以向下弯腰(缓慢、小心,因为神经非常敏感)直到把手平放到地面上(不引起牵拉或疼痛感),能看见椅子的底部吗(图7.61,②)?

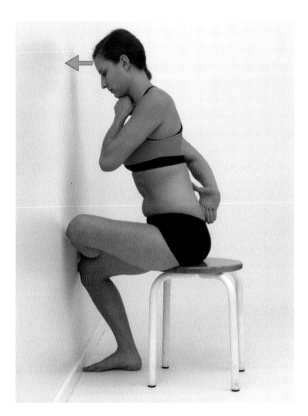

图7.60 头与墙壁的距离。

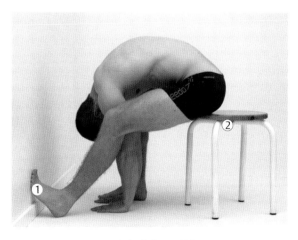

图7.61 下肢、背部和脑神经活动。

假设椅子底部是平坦的。如果椅子前端有向下的弯曲,假想一下可以看穿弯曲的部分。

训练

朝检查目标努力,直到感觉开始有紧张感。保持在这一位置,直到紧张感消失。

替代训练　下肢、背部和脑神经活动训练不应引起腰椎部位的任何不适。如果在坐位训练(图7.61)时出现症状,可以尝试在仰卧位替代训练看是否能避免出现症状。这一动作的作用类似于大腿后侧肌群柔软度训练(89页),除了颈椎和腰椎必须依靠垫子,在尽可能舒服的情况下屈曲到最大限度(图7.62)。

倘若你的治疗师认为单侧腰椎坐骨神经根的卡压妨碍了仰卧位替代训练时张力缓解的程度,那么通过向相反的方向屈曲腰椎可以减轻撞击的程度(图7.63)。

> **注意:椎间盘突出**
>
> 为了防止椎间盘损伤,最好是在起床一个小时之后再进行训练(图7.61),以减少椎间盘压力、紧张和受伤的可能性。如果在训练中还是有疼痛出现,看看在仰卧位下进行训练(图7.62和图7.63)是否能提供一个无痛的替代方法。

疑难解答

如果训练后紧张感仍未消失,可通过以下检查和训练来发现并解决可能的力学障碍。如果下列某一项检查为阳性,让患者做相应的训练,然后重复下肢、背部和脑神经活动训练。如果紧张感减轻,说明已经找到并解决了相应的力学障碍。

- 在做放松训练减轻紧张度的同时重复训练(35页)。
- 在仰卧位下做替代训练(图7.62和图7.63)。
- 大腿后侧肌群柔软度(89页)。
- 臀部肌群柔软度(85页)。
- 大腿前侧肌群柔软度(99页)。
- 腓肠肌柔软度(91页)。
- 背部肌群肌肉力量(104页)。

前后对比

让一只手的示指沿着椅子的后脚上滑,直到示指从患者的视线里消失(见图7.64的分界线)。示指下方(图7.64,①)和椅子下方(图7.64,②)的最大距离是多少?换句话说,患者看不到的椅子后脚的那部分(图7.64,蓝色箭头)具体是多长?

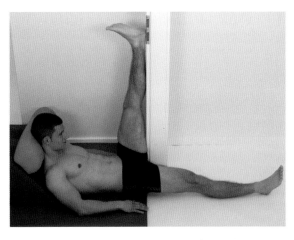

图7.62　仰卧位的下肢、背部和脑神经活动训练。

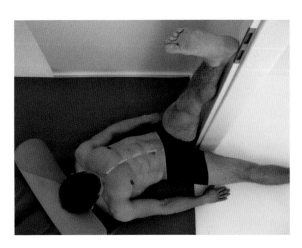

图7.63　侧弯仰卧位的下肢、背部和脑神经活动训练。

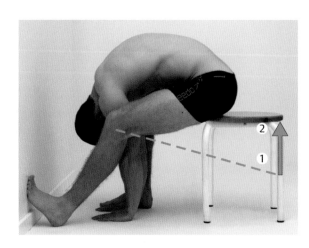

图7.64　蓝色箭头标记的长度为患者看不到椅子后脚的那部分。

鉴别诊断

为了判断在下肢、背部和脑神经活动训练中出现的症状是否是由于神经动力学的问题，用来缓解神经张力的点应与发生张力的部位在肌肉和关节上没有联系。

例如，如果在运动中感觉到大腿后侧存在张力，只可以伸展颈椎（图 7.65）。倘若颈椎的伸展可以减少张力，那么形成张力的相应成分是神经动力源性。如果张力无法得到缓解，则是肌筋膜源性。

另一方面，如果运动过程中引起头部和脊柱的张力增高，可以通过把顶在墙壁上的脚收回到另一只脚的旁边（图 7.66），看看神经动力源性张力是否减少来进行鉴别。如果张力得到缓解，那么说明张力确实是由神经动力学的影响引起的。倘若张力持续存在，则证明是因肌筋膜引起的。

在坐位训练时（图 7.61）可能会因颅面血压的升

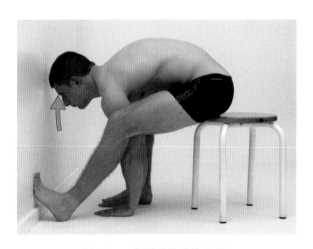

图 7.65 鉴别颈椎延伸程度。

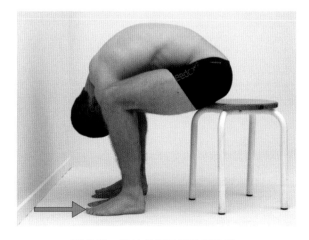

图 7.66 通过足部回缩进行鉴别。

高引起头部的紧张感。如果是因为这个原因，那么在进行背部肌群柔软度训练（68 页）时同样会引起紧张感的增加，但仰卧位下进行下肢、背部和脑神经活动训练（图 7.62）时紧张感会明显降低。

生物力学

• 神经动力学受限的结果

硬脑膜在解剖上与骶骨、颅骨、脑神经和脊髓神经紧密联系，还通过硬脑膜韧带同枕骨大孔和椎体相连。通过这种联系，硬脑膜中的压力就会传递到整个脊柱、头颅和脊髓神经，进而可能引起功能障碍和疼痛。典型的例子有：前额会对下肢、背部和脑神经的活动鉴别试验有反应或头顶疼痛，在胸椎处弥漫性钝痛，眼肌协调功能障碍（眼肌协调检查阳性，57 页），以及椎骨扭转。

此外，硬脑膜的动力学受限会导致颈伸肌反射性张力增高。只有通过恢复硬脊膜的自由活动，才能持续降低颈伸肌的张力。

硬脑膜

放松硬脑膜通常可以让以上所有提到的症状得到即刻缓解。

• 神经动力学相对不同椎间盘高度的反应。当椎间盘高度增加时，脊柱纵向延长，导致硬脑膜和坐骨神经张力相应增加。当椎间盘高度降低时效果相反。在一整天的时间里，脊柱的高度变化可以达到整个身高的约 1%。因此，一个身高 180cm 的人脊柱高度变化可以达到 18mm。在每天的日常活动中，体重和肌肉张力造成的负担可导致椎间盘高度的降低。另一方面，在卧位下椎间盘的渗透性导致它们可以吸收液体，高度又会再次增加。所以，在早上刚起床比在劳作一天后更容易通过下肢、背部和脑神经活动检查。为了在一天的开始能有一个全范围的神经动力学活动，应通过训练使早上通过检查。

7.12 大腿后侧肌群柔软度

起始位置 仰卧位，使左侧臀部（图 7.67，①）和左侧脚后跟靠在一扇开着的门的门框上。如果无法通过下颌后缩活动和胸廓伸展活动检查（62 页和 65 页），在头后面放一个枕头。

检查

是否可以把左侧脚后跟顺着门框尽量往上伸(无紧张感或疼痛),尽量伸直左腿以让左侧小腿碰到门框(图7.67,②),同时右侧腿平放在地上让小腿碰到地面(图7.67,③)?

训练

伸展左膝直到开始感到有紧张感出现。保持在这一位置,直到紧张感消失。

替代训练　如果因为坐骨神经根受到卡压而导致训练中紧张感无法减轻,那么朝对侧屈曲腰椎也许可以消除紧张感(图7.68)。

> **腰椎分离**
>
> 在运动中主动保持腰椎的曲度,直到腰椎开始离开垫子表面,以便于:
>
> ● 增加大腿后侧张力。
> ● 减轻腰椎间盘后侧的压力,给腰椎和骶髂关节中活动过高的部分提供肌性稳定性支持。

疑难解答

如果训练后紧张感仍未消失,可通过以下检查和训练来发现并解决可能的力学障碍。如果下列某一项检查为阳性,让患者做相应的训练,然后重复大腿后侧肌群柔软度训练。如果紧张感消失,说明已经找到并解决了相应的力学障碍。

● 在做放松训练减轻紧张度的同时重复训练(35~43页)。

● 臀部肌群柔软度(85页)。
● 下肢、背部和脑神经活动(87页)。
● 髋关节伸展活动(96页)。
● 大腿前侧肌群柔软度(99页)。
● 腓肠肌柔软度(91页)。
● 背部肌群肌肉力量(104页)。
● 用侧屈进行替代训练(图7.68)。

前后对比

左侧小腿后侧到门框的最小距离是多少,右侧小腿到地面的距离是多少(图7.69)?

测量距离时的起点是取小腿可以最先碰到墙壁或地面的点,即如果有全范围的活动度时最先碰到地面或墙壁的点。在检查前可以通过很简单的方法确定这个点。可以让患者仰卧在地面上,两条腿伸直平放,小腿最先触及地面的点(图7.70)就是测量到门框和

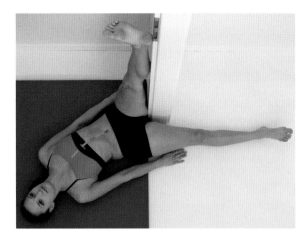

图7.68　躯干侧屈的替代训练。

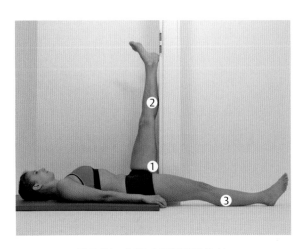

图7.67　大腿后侧肌群柔软度。

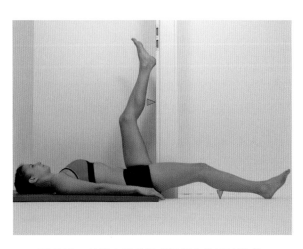

图7.69　双侧小腿后侧离门框和地面的距离。

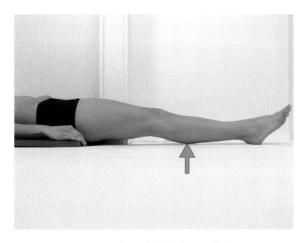

图 7.70　小腿最先触及地面的点。

地面的距离时所用的点。

　　将小腿分别到门框和到地面的距离加起来。除了这个数据,还需要记录下来是哪条腿靠在门框上。在测试图(见图 7.67)中,因为左侧腿(L)是放在门框上的,而且两侧小腿分别完全接触门框和地面,所做的记录是"L0"。如果是右侧腿靠在门框上,两侧小腿后的距离分别是两指宽(F),那么记录是"R4F"。

鉴别诊断

　　运动中出现的症状到底是神经动力性还是肌筋膜性张力,可以通过以下针对下肢、背部和脑神经活动的"鉴别诊断"来进行判断。

　　在进行左侧大腿后侧肌群柔软度训练时,在腰椎或左侧胫骨处出现的张力是神经张力的指征。当使用右侧侧屈腰椎的替代训练(见图 7.68)时,如果出现症状减轻,预示着左侧腰椎椎间孔的神经动力卡压。

　　在进行左侧腘绳肌牵伸时,可能会在腹股沟处出现牵拉感和(或)右侧小腿不能碰到地面的情况(图 7.69)。要判断这些症状是否是由右侧髂腰肌紧张引起的,可以通过做髋关节伸展活动检查来鉴别(96 页)。

生物力学

　　坐骨股骨的自由活动可以防止屈曲运动链上后续关节的过度活动,即骶髂关节和 L5–S1 节段。髋关节屈曲时,坐骨股骨自由活动都可以减轻 L5–S1 椎间盘所承受的压力,而 L5–S1 是腰椎间盘突出最常受累的部位,发病率所占比例高达 58%,相比较而言,L4–L5 的发病率占比为 36%,L3–L4 占比为 5%(Schäfer, 2005)。

7.13 腓肠肌柔软度

　　起始位置　面对墙壁赤脚站立在硬地板上(没有健身垫)。将脚放于离墙壁两足远的地方,脚尖向前。右脚向前迈一步,直到右脚的脚趾和膝触碰到墙壁(图 7.71,①)。如果做得正确,那么右脚足跟和左脚脚趾之间的距离是一足长(图 7.71,②)。将左脚向内移动,直到其外缘与墙壁垂直(图 7.72)。现在将前臂交

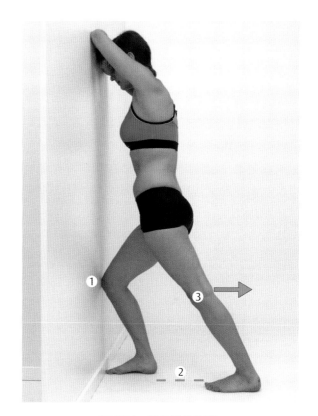

图 7.71　腓肠肌柔软度。

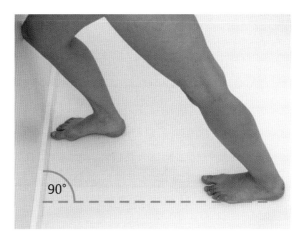

图 7.72　左足外侧缘应与墙壁垂直。

叉置于墙上,然后将前额靠在前臂上。保持骨盆与墙壁平行。最后,不要让左脚在地面上滑动,然后尽可能将左膝向外转。如果做得正确,左脚内缘会提起,然后重量会转向脚的外缘,同时左脚脚趾仍然指向前。

检查

是否可以在重量保持在左脚外侧缘时完全保持左膝伸直(无紧张或疼痛)吗(见图 7.71)?

> **稳定足弓**
> 要有效地拉伸小腿和加强足弓都需要在训练期间维持足弓的稳定。

训练

伸直左膝直到感到开始有紧张感。保持在这一位置,直到紧张感消失。

替代训练 除了将左膝往外转和将身体的重心转移到左脚外侧缘,屈曲左脚脚趾就像抓住一条毛巾一样,以增加足弓肌肉的稳定性。

如果站在光滑的地面上且不想脱掉袜子,为避免滑倒,也可以在门框(图 7.73)上做这一训练。这种情况下,将前膝靠在门框的一边而后足跟靠在门框的另一边,这样就算地面很滑也不会滑倒。如果门的宽度碰巧是三个脚的长度,也可用于检查。

疑难解答

如果训练后紧张感仍未消失,可通过以下检查和训练来发现并解决可能的力学障碍。如果下列某一项检查为阳性,让患者做相应的训练,然后重复小腿牵伸。如果紧张感消失,说明已经找到并解决了这一障碍。

- 在做放松训练减轻紧张度的同时重复训练(35页)。
- 大腿前侧肌群柔软度(99页)。
- 臀部肌群柔软度(85页)。
- 下肢、背部和脑神经活动(87页)。
- 大腿后侧肌群柔软度(89页)。

如果背屈受限不是因为小腿的弹性阻力而是因为踝关节的活动性减少,原因通常是由于过度负重、扭伤或断裂而导致的关节退行性病变。

在这种情况下,腓肠肌柔软度训练通常不会改善

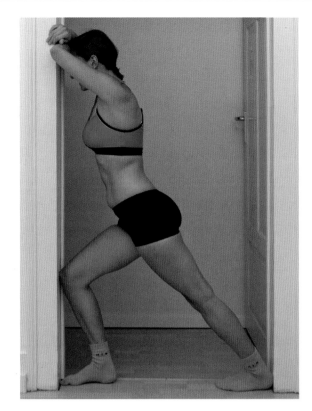

图 7.73 在门框上牵拉腓肠肌,以避免在光滑地面上滑倒的风险。

背屈,甚至会引起应激反应。在不负重的情况下徒手松动踝关节(129页,见图 11.6)是一种更有效的治疗选择。如果这样能改善活动性,可以让患者在家做腓肠肌柔软度训练,达到在无痛情况下最大的范围,以保持踝关节背伸活动得到改善的效果。通常踝关节在断裂和剧烈扭伤时会严重损坏,以致在活动中只能达到部分改善的效果。

前后对比

当第一次感觉到张力和阻碍出现时,右膝和墙壁之间的距离是多少(图 7.74)?

鉴别诊断

关节阻滞 如果背伸不受小腿肌肉的弹性张力限制而是由于踝关节阻滞,通常会在前关节线处局部有卡压感。通过对阻滞进行徒手松动后,卡压感消失,伴随踝背伸增加,小腿上再次感到弹性的张力。

比目鱼肌对腓肠肌 如果在左侧小腿灵活性的测试体位下(图 7.71)触发左侧小腿后部症状,则可以通过屈曲和伸展左膝来确定症状是由比目鱼肌导致还是由腓肠肌紧张导致。

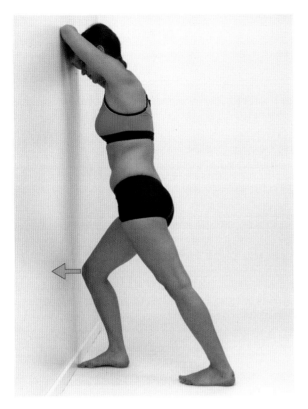

图 7.74 膝盖与墙壁间的距离。

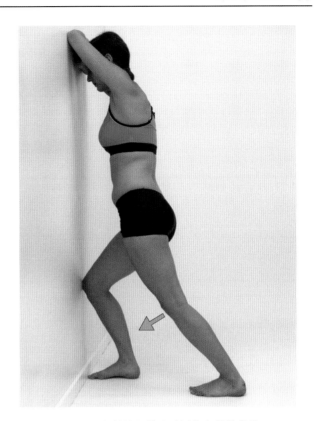

图 7.75 左侧足跟着地时屈曲右侧膝关节。

• 如果症状随着膝关节伸展而增加,原因就是腓肠肌紧张。

• 如果原因是比目鱼肌紧张,在膝关节屈曲足跟着地时症状加重(图 7.75)。

比目鱼肌

　　如果比目鱼肌太短,在提举技巧检查时出现的足跟提起或距下关节内旋是一个典型的代偿运动(82 页)。

另一个在腓肠肌柔软度检查(图 7.71)用于鉴别腓肠肌和比目鱼肌紧张性的方法如下。如果患者报告左小腿紧张,那么这是腓肠肌紧张的标志。如果感到膝关节屈曲的小腿紧张,那么更有可能是比目鱼肌紧张。

腓肠肌

　　腓肠肌紧张相对于比目鱼肌紧张更常见。

反射性高张力　　坐骨神经的电解质不平衡或神经刺激(L4-S3)导致的反射性高张力会引起小腿疼痛。电解质不平衡常与新陈代谢紊乱和持续性严重出汗有关。在物理治疗中,神经刺激症相对更常见。

神经刺激　　张力和压力可引起神经刺激。在下肢、背部和脑神经活动检查时出现的小腿症状可以通过颈椎伸展得到减轻时,提示胫神经紧张和刺激(87 页)。在这种情况下,下肢、背部和脑神经活动都应该要训练并恢复。

来自 L4-S3 的胫神经纤维常发生卡压的部位有 L4-L5 和 L5-S1 椎间孔靠椎管里面的位置或梨状肌下方。轴向牵引脊椎 5 分钟可明显减轻椎间孔卡压症状,但不能缓解脊柱狭窄所产生的症状。当患者坐下时,因椎管狭窄和某些椎间孔狭窄产生的卡压症状可以立刻得到缓解。通过改善髋关节伸展活动(96 页)和胸廓伸展活动(65 页),由于腰椎代偿性过度前凸减轻,在站立位时症状可以随着时间减轻。通过臀部肌群柔软度训练(85 页)减轻臀肌紧张度,可以对由于梨状肌高张力或短缩引起的神经卡压症状产生即刻缓解效果。

过度紧张的小腿和跟腱　　小腿和跟腱过度紧张的原因可能是小腿肌肉紧张、训练过度、前脚掌着地跑步或伴随足外旋的步态模式。只有在后者不是因胫骨横向扭转或股骨颈向后扭转所导致时才进行纠正。

矫正过度髋外旋的步态时需要腓肠肌和臀部肌

群柔软度达到全范围(91 页和 85 页)。只有这些部位存在全范围柔软度,或重新获得全范围柔软度之后,才有可能重新形成生理性步态。有一些病随后可以自发地回到生理性步态,另一些患者可能需要进行步态训练来打破已有的代偿模式。

如果运动员过度使用跟腱,通常可以在跟腱上触摸到增厚点或凹陷,或跟后囊向外侧的活动减少。

大腿静脉血栓 如果小腿某个部位存在疼痛,一定要排除血栓。临床表现是血栓远端肿胀和发热,以及受影响静脉走行区域对压力敏感,通常发生在足底和腓肠肌头之间。一旦出现急性血栓症状,应立即向主管医师咨询进一步的治疗。只有在获得主管医师批准后才能进行小腿的活动。通常情况下,在血栓发生两周后就可以开始小腿的运动,此时血栓已经紧紧地附着于血管壁,不再会脱落而变成栓子。

骨筋膜室综合征 局部创伤或劳损可能引起小腿筋膜室出现局部明显的压痛和紧张,更常见于胫骨前的筋膜室。如果患者疑似出现骨筋膜室综合征,应立刻告诉患者的主管医师。

生物力学

腓肠肌全范围柔软度是保持生理性步态和提举模式的必备条件,可以减轻脊柱所承受的压力。通过同时牵伸小腿和提高足弓,腓肠肌柔软度训练可以矫正由小腿肌群短缩和足弓塌陷导致的典型不平衡。进行主动提高足弓训练可以增强稳定肌,防止在训练过程中牵拉到支撑韧带,对那些会限制足弓的肌肉纤维产生精准牵拉,降低弹性阻力。

7.14 大腿内侧肌群柔软度

起始位置 面对墙壁两足相抵坐在地面上,足跟到腹股沟的距离为一手长(图 7.76),足尖碰到墙壁。在仰卧位(图 7.77),如果无法通过颈椎和胸椎伸展检查,就放一个枕头到头下。

检查

> **无痛**
> 同样,在接下来的步骤 1~3 中,要保持在无痛范围内运动,并只运动到刚好有紧张感的位置。

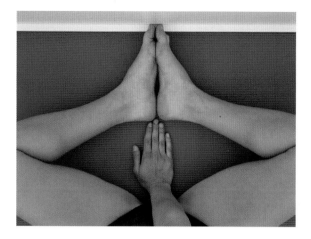

图 7.76　从足跟到腹股沟的距离。

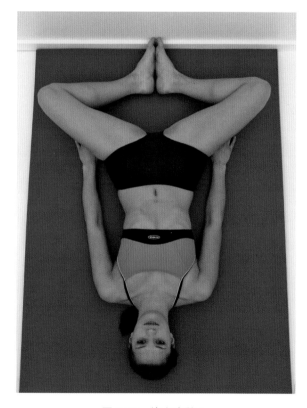

图 7.77　检查步骤 1。

步骤 1:在身体不远离墙面的情况下,是否可以分开膝,直到双侧外踝接触地面(图 7.77)?

步骤 2:是否可以在足跟贴墙的情况下,两腿在地面上向两侧伸展(图 7.78)?

步骤 3:是否可以在此体位下把腰椎向后贴到地面(图 7.78)?

训练

按顺序做步骤 1~3 的训练,直到感到有紧张感出

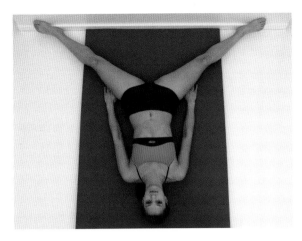

图 7.78 检查步骤 2 和 3。

现。保持在这一位置，直到紧张感消失。

替代训练 如果因大腿内侧的肌肉太紧以致不能在步骤 2 中完全伸直膝关节（图 7.79），可以稍远离墙面直到可以完全伸直膝关节。随着活动增加，离墙的距离将越来越短。

疑难解答

如果训练后紧张感仍未消失，可通过以下检查和训练来发现并解决可能的力学障碍。如果下列某一项检查为阳性，让患者做相应的训练，然后重复大腿内侧肌群柔软度训练。如果紧张感消失，说明已经发现并解决了相应障碍。

- 在做放松训练减轻紧张度的同时重复训练（35页）。
- 髋关节伸展活动（96页）。
- 胸廓伸展活动（65页）。

- 大腿前侧肌群柔软度（99页）。
- 站立位时上躯干保持平衡（32页）。
- 坐位时上躯干保持平衡（23页）。

前后对比

步骤 1：两侧外踝和地面之间的距离分别是多少？应该将左和右侧外踝离地面的距离加在一起。

步骤 2：左右两边小腿和地面的距离分别是多少指宽（图 7.79）？

测量时在小腿上选取的点，是如果患者能完全伸直腿时首先触碰到地面的点。在检查前可通过以下方法快速找到这个点：让患者仰卧在地面上，在不碰墙壁的情况下两腿靠拢伸直放在地面上，最先触及地面的点就是接下来测量中所使用的点（图 7.80）。

步骤 3：腰椎是否能接触到地面？

鉴别诊断

碰撞 在步骤 1 中如果出现卡压感提示髋关节的退行性病变和功能障碍。最常见的功能障碍是股骨头前移。如果在大腿内侧肌群柔软度训练的步骤 1 中，患者的腹股沟处出现了卡压感（见图 7.77），如想确定是否由股骨头前移造成，需停止训练并让患者做髋关节伸展活动训练（96页）。如果卡压感是由股骨头前移造成的，那么再重复大腿内侧肌群柔软度训练，挤压感会即刻减轻或完全消失。

如果在短时间内大腿内侧肌群柔软度训练时卡压感再次出现，说明还未消除股骨头前移的原因。更深层次的原因可能是与前侧肌张力相关的姿势，包括髂腰肌，如骨盆前移（32页），或与上躯干向后倾斜的

图 7.79 小腿与地面间的距离。

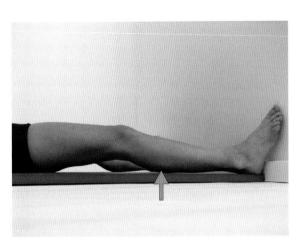

图 7.80 小腿最先触及地面的点。

坐姿(23页)有关。造成这些姿势的另一方面原因通常是胸廓伸展活动度下降(65页)。

引起碰撞的其他原因是习惯性坐得太久(45页)、座位太低、足跟不着地的坐姿(25页)和工作中需长期使用脚踏板,如专业司机和牙医。

如果这其中的某一个姿势或活动是导致腹股沟反复出现卡压感的原因,每天或不断地纠正应该会带来逐步和永久的改善。

紧张　在步骤2中,大腿内侧紧张提示髋关节内收肌柔软度不足。

如果在步骤2中其中一边髋关节内收肌群的弹性阻力较大,要检查在日常活动中两侧的使用是否对称。一个典型的例子就是习惯性交叉腿,在"双膝、双踝间距检查"(26页)中有对其进行检查。

> **耻骨联合**
>
> 尤其在跌倒后臀部内收肌张力过高、骨盆受到伤害或经阴道分娩后,有必要检查耻骨联合是否存在功能障碍。

生物力学

股骨头前移　在髋周典型的肌力不平衡,包括臀部肌肉肌力不足、髂腰肌高张力及短缩。和其他因素一起,髋周肌力不平衡使髋关节伸展时股骨头偏离其中心位置前移。股骨头偏离中心位置导致早期关节磨损,在大腿内侧肌群柔软度训练的步骤1中会出现腹股沟区卡压感。髋关节伸展活动训练能通过增强臀肌和降低髂腰肌张力暂时矫正这一不平衡。

造成臀肌张力不足和髂腰肌高张力及短缩的不平衡有两个典型原因,站立位时骨盆前移姿势和坐位时上躯干向后倾的姿势。由于在这两个姿势中上躯干的重心都在髋关节的中轴后面,它造成髋伸展扭矩,必须通过包括髂腰肌在内的髋屈肌的持续收缩来进行代偿。

另一个造成肌肉不平衡的原因是久坐,因为在这个姿势下臀肌是低张力和拉长的,而此时髂腰肌松弛并更倾向于缩短。

通过髋关节伸展拉伸内收肌　大多数内收肌起于耻骨上相对较前的部位,并止于股骨的背侧表面,所以在髋关节中立位时它们起到髋屈肌的作用。因此,如果和步骤2一起,在步骤3中通过骨盆倾斜增加髋伸展,可以额外增加对内收肌的牵伸效果。

7.15 髋关节伸展活动

起始位置　背靠门框站立。左脚向后迈一步,左脚后跟和左脚内踝在门框以内(图7.81,①)。右腿平放在面前的椅子上。右腿保持放松。在两边脚跟不离地的情况下,向后倾斜骨盆使腰椎能牢牢地靠在门框上(图7.81,②)。

检查

在腰椎保持完全靠在门框上(图7.81,②)的同时,能完全向后伸直左侧膝关节吗(没有紧张或疼痛)(图7.81,③)?

训练

伸直左膝(图7.81,③)并保持腰椎完全贴紧门框(图7.81,②),直到腹股沟处开始出现阻力和牵伸感。保持这一姿势直到左腹股沟处的阻力和牵伸感减轻。另外为了保持这个牵伸的姿势,左腿前的股四头肌必须保持收缩。

替代训练　一旦掌握了这个训练流程,可以通过想象而不用一面真的墙来进行训练。一旦你不再需要

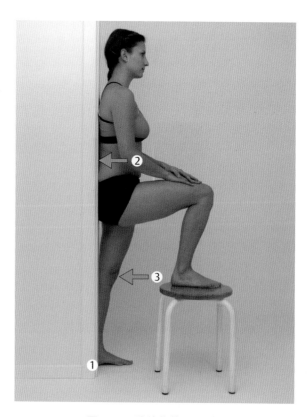

图7.81　髋关节伸展活动。

靠墙训练,你可以把右腿放在任何高的地方,如楼梯的第二个台阶上。

疑难解答

如果训练后紧张感仍未消失,可通过以下检查和训练来发现并解决可能的力学障碍。如果下列某一项检查为阳性,让患者做相应的训练,然后重复髋关节伸展活动训练。如果紧张感消失,说明已经发现并解决了相应障碍。

- 在做放松训练减轻紧张度的同时重复训练(35页)。
- 大腿前侧肌群柔软度(99页)。
- 对腰肌和髂肌的手法放松技术 (128页,见图11.4和图11.5)。

腹股沟疝引起的腹股沟疼痛通常无法通过髋关节伸展活动训练而得到改善。如果通过训练腹股沟疼痛增加,需要降低张力使这种情况不再发生。通常情况下通过训练可使髋关节症状缓解,甚至在有腹股沟疝的情况下,可通过训练得以矫正。在手术修复腹股沟疝后,应咨询手术医师是否可以进行髋关节伸展活动训练以及可以训练到什么程度。

在有严重髋关节退行性病变、炎症反应倾向、患者80岁以上的情况下,髋关节伸展活动通常无法得到改善。但由于常有例外,即便在这种情况下,在向患者解释该运动有可能使患者髋关节症状暂时加重的情况下,仍值得进行温和的尝试。

前后对比

让患者保持在髋关节伸展活动训练的起始姿势,同时不要把腰椎贴紧墙壁。相反让患者把前臂支撑在右侧大腿上,并尽可能向后伸直左侧膝关节(图7.82)。接下来治疗师将右手伸展指尖抵在门框上,让示指的桡侧刚好接触患者膝关节的后面(图7.83)。然后让患者腰椎贴紧门框,在腹股沟处不产生疼痛或紧张感,并且腰部抵住门框的压力不减轻的情况下,尽可能地伸直膝关节(图7.84)。此时示指桡侧与患者膝关节后侧之间的距离是多少(图7.85)?

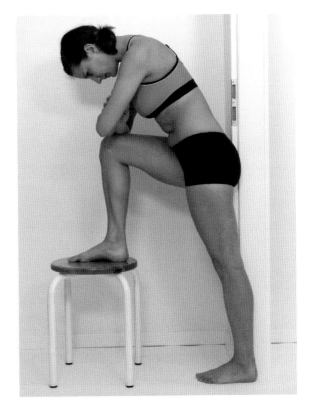

图 7.82 患者前臂支撑右侧大腿,左侧膝关节完全伸直。

鉴别诊断

髂腰肌

> **髂腰肌**
>
> 髂腰肌紧张和高肌张力是限制髋关节后伸活动的最常见原因。

髂腰肌紧张和高肌张力的典型原因为:长期伏案工作、运动不足、久坐(45页)、伴随骨盆前移的站姿(32页)、伴随下肢交叉或内收的坐姿(26页)、坐在过低的座位上(25页)、坐位时足跟抬起、坐位时上躯干后倾(21页),以及常见于职业司机或牙医中的反复性足踩踏动作。

在日常生活中过度使用髂腰肌将导致疼痛。此外,髂腰肌紧张将导致股骨头前移。所导致的髋关节功能障碍常可以造成腹股沟疼痛,疼痛性质与大腿内侧肌群柔软度检查的步骤1中所出现的相同 (见图7.77)。

腹股沟疝 腹股沟疝或股疝导致的腹股沟痛并不能通过这个检查进行鉴别。由于反射性保护机制,这类疼痛可导致髂腰肌紧张和高肌张力。

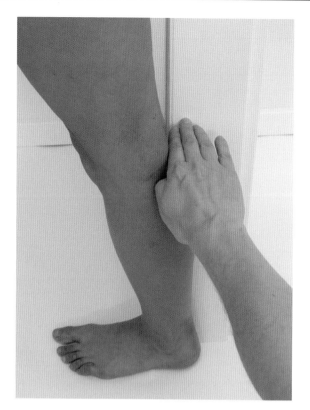

图 7.83　治疗师用手标记膝关节位置。

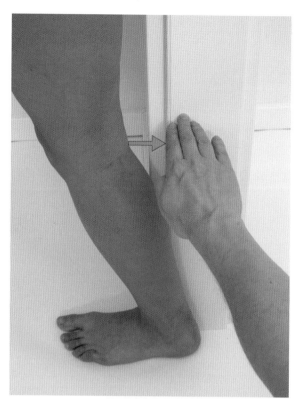

图 7.85　治疗师示指和患者膝关节后侧的距离。

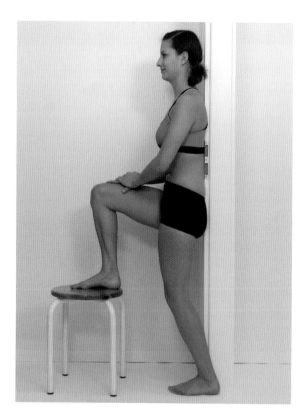

图 7.84　髋后伸活动。

腹股沟疝是最常见的疝,且 90% 发生于男性。腹部内容物,如沿腹股沟管下行的腹膜或肠段导致的疝沿腹股沟韧带上方向腹壁凸出,甚至可达睾丸处。除腹股沟症状,疝还可引起疼痛和同侧睾丸的显著增大。疝相对少见于女性,且女性多发生股疝。股疝沿腹股沟韧带下方穿出腹壁,与股静脉相近。

当打喷嚏、Valsalva 式呼吸或仰卧位抬头引起腹压增加使得疝显著膨出时,诊断将变得容易。在这类情况下,诸如因打喷嚏而引起症状加重的迹象是一种提示,尽管由于腹部组织位置多变并不总是可多次重复该迹象。

在所谓的绞窄性疝中,腹部内容物被疝所挤压,由此导致缺血和组织坏疽。这一情况发生时,疼痛迅速加剧,有时可伴随发热,可危及生命。因此,绞窄性疝需要临床密切观察。

生物力学

髋关节伸展活动度受限可导致腰椎代偿性过伸和超负荷(Link 等,1990;Piper,2005)。

对于在髋后伸时,即与坐位和双腿屈曲的仰卧位相反的站立位、双腿伸直的仰卧位或俯卧位时,腰背痛加剧的患者,髋后伸受限的进展更为重要。在这种情况下,患者的腰背痛可在反复持续性髋后伸活动前进行髋关节伸展训练得以避免。

除了提高髋关节伸展活动度，这种训练也提高了腹肌和旋转骨盆的髋伸肌肌力。因此矫正了一侧短缩高肌张力的髂腰肌相比对侧无力、过度牵伸的髋伸肌和腹肌的不平衡。

拮抗肌无力

肌力不平衡已经被证实，将采取多个训练项目直到患者感觉腹肌和髋伸肌足够有力，以对抗强壮的髂腰肌。

如果训练最初没有起到作用，患者可能会质疑训练的效果并失去动力。为了避免这种情况，可以让患者通过在髋关节伸展活动训练前后做如下自我感知训练，以感觉可察觉的效果。

自我感知训练：腰椎放松

平卧，双腿伸直。注意腰椎的感觉，而不是手的感觉。腰椎是否舒服和放松，或者感受到任何不舒服的张力？试着想象腰离地面多远。最后，感受这一距离和将腰椎压向地面所需要的弹性阻力有多大。

现在做一次髋关节伸展活动训练，需保证能完整进行。然后再一次平卧。观察腰椎感觉是否有所不同，以及距离和所需要的弹性阻力是否有所改变。

可能会感觉到在髋关节伸展活动训练之后腰曲显著变平且更为放松。这一放松训练能提高背部肌肉的血流水平并减轻椎间盘的压力。如果睡觉时双腿伸直，且睡前提高髋关节伸展活动度，将在整个晚上都能从中获益。

7.16 大腿前侧肌群柔软度

起始位置　脱鞋跪位，双膝间隔两个拳头远。足趾伸直，后趾甲朝下，踇趾交叉，踇趾和墙的距离为两个拳头宽（图 7.86，①）。坐在足踝上，将肩和头向后倾斜靠墙。在后背处双手尽可能靠近肘关节处互相抓握对侧前臂，同时保持两侧前臂贴紧后背（图 7.87，②）。保证膝压向地面。最后，旋转骨盆令腰椎压向墙壁（图 7.88，③），与此同时依旧保持坐在足踝上。

检查

可以将腰椎压向墙壁（无张力或疼痛）（图 7.88，③），直到其中一根手指碰到墙壁吗（图 7.87，④）？

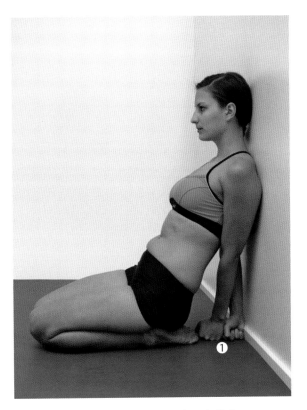

图 7.86　足趾和墙壁距离两个拳头。

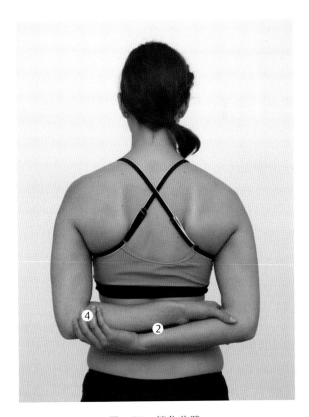

图 7.87　锁住前臂。

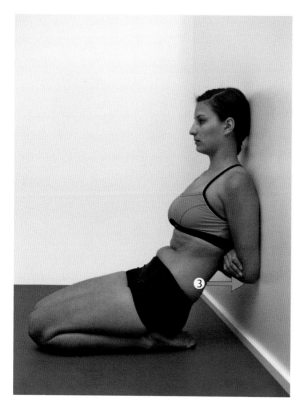

图 7.88　将腰椎压向墙壁。

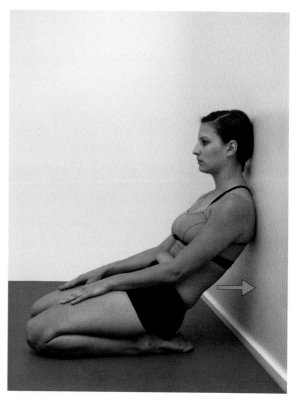

图 7.89　在上臂无锁住的情况下进行大腿前侧肌群柔软度训练。

训练

将腰椎压向墙壁直到感受到紧张感。维持在这一位置,直到紧张感消失。位于后背锁住的前臂能感觉到运动的方向和训练后的进步。一旦能感觉到这些参数的变化,就无须在训练过程中将手放在身后而能让手轻松地放在大腿上(图 7.89)。

替代训练　如果膝关节和脚背的张力过大,放一个垫子在足跟和臀部间,或者放一个毛巾卷在脚背下(图 7.90)。随着时间推移,张力不断下降,可以使用更薄的毛巾卷和垫子,直到不再需要它。

疑难解答

如果训练后紧张感仍未消失,可通过以下检查和训练来发现并解决可能的力学障碍。如果下列某一项检查为阳性,让患者做相应的训练,然后重复大腿前侧肌群柔软度训练。如果紧张感消失,说明已经找到并解决了相应障碍。

- 在做放松训练减轻紧张度的同时重复训练(35 页)。
- 髋关节伸展活动(96 页)。

- 大腿后侧肌群柔软度(89 页)。

大腿前侧肌群柔软度训练最常见的障碍是足底痉挛。痉挛是由跖屈的关节活动度过小导致的,可通过将合适的厚垫置于脚背而避免(图 7.90)。随着规律训练的进行,垫子高度每周可不断下降,直到不再需要。一旦重获完整的跖屈活动度,可通过少量训练而维持这一活动度。

前后对比

墙壁和抓握在前臂上的手指的距离有多大(图 7.91)?

鉴别诊断

半月板损伤　如果大腿前侧肌群柔软度训练可完成,且无须将垫子置于臀部和足跟间,这时膝关节屈曲到关节活动度末端,从而施压于半月板后角。完好无损的半月板可以不费劲地承受这一应力。然而如果患者伴有半月板后角撕裂伤,当其开始股前区伸缩性训练时,患者会显著感觉到膝关节和大腿处剧烈的疼痛,这种疼痛难以定位,且在保持这一姿势时不断加剧。

膝关节活动的疼痛,可通过将毛巾置于足跟和臀部间(见图 7.90)加以避免,以至于伸膝肌群不会产生肌肉保护机制措施,且能在训练过程中保持放松。

髌骨 伴随髌后软骨退行性病变的髌股关节功能受限同样能引起膝关节和大腿的剧烈疼痛。这类疼痛同样难以定位,且在保持牵伸位时不断加剧。与半月板损伤相反,牵伸位下的疼痛在膝关节的前部更为明显,且随着物理治疗后,髌股关节功能恢复,疼痛不断减轻。

骶髂关节 如果股直肌的伸缩性受限是导致骶髂关节功能受限的原因,那么在大腿前侧肌群柔软度训练中将感觉到一侧的张力更大,且均快速下降。张力下降时,骶髂关节功能将得到明显提高,且因张力所导致的疼痛也将得到缓解。这种现象能将其与半月板损伤的肌肉保护机制鉴别开,这类机制既不是功能受限也不是随大腿前侧肌群柔软度训练而改善的肌肉保护机制。

生物力学

鞋 训练时应脱去鞋子,因为鞋限制了距小腿关节和距下关节的活动,并可能引起膝关节不符合生理规律的代偿性扭转。

软骨 正如"鉴别诊断"中描述的,在这种情况下,股四头肌肌肉保护机制可能是膝关节疼痛引起的屈曲不足的原因。这类屈曲不足的典型潜在原因是坐在椅子上而不是蹲位或坐在足跟上。因此,用以保证周围组织柔韧性和软骨弹性的在膝关节屈曲末端的日常生理负荷是缺乏的。

一旦软骨缺失,无痛范围下的大腿前侧肌群柔软

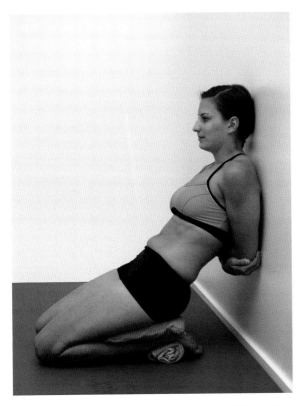

图 7.90 放一个垫子或毛巾卷,以缓解膝和足背的不适压力。

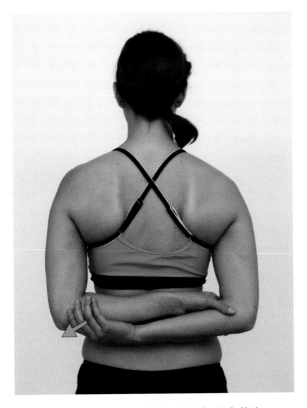

图 7.91 测量手指和墙壁间的距离(蓝色箭头)。

度训练能通过逐渐改善膝关节屈曲活动度从而促进软骨生长。

注意：交叉韧带重建后

没有任何交叉韧带重建可以与原始交叉纤维组织相匹配。术后膝关节屈曲终末活动度将取决于手术技术而被列为暂时或永久性禁忌。在进行大腿前侧肌群柔软度训练前，必须清楚了解手术前后。

髌骨 训练过程中髌股关节接触应力的增加是不可避免的。然而，当肌肉在训练后放松了，随之的日常活动中的接触应力将在一定时间内减轻，而这得益于髌股关节的修复。

股内侧肌

大腿前侧肌群柔软度训练应避免产生膝关节肿胀，因为肿胀将导致反射性抑制，而这将牵涉股内侧肌乃至股外侧肌，从而进一步导致髌股关节的功能受限。

骶髂关节 在伸髋屈膝的体位(图6.5d)下，紧张的股直肌将通过髂前上棘的连接牵拉同侧髂骨向前旋转。双侧紧张的股直肌倾向于牵拉整个骨盆乃至腰椎，使脊柱前凸过度。另一方面，一侧紧张的股直肌促进骶髂关节的扭转。如果股直肌的伸缩性受限没有及时察觉并通过股前区伸缩性训练进行矫正的话，髂骨的持续扭转会导致慢性刺激和骶髂关节不稳。

第 **8** 章

力量

由于良好的姿势、积极的训练、重力和日常生活活动已经为多数肌肉提供了足够的锻炼，本章仅选择性地对部分肌肉进行力量训练。除了参加竞技性运动，这些肌肉额外的强化训练完全不必要，浪费时间且会增加关节负荷。如果按照本书建议的顺序已经教会患者进行姿势、放松、运动、协调和活动训练，证明已经涵盖了维持脊柱健康的最重要方面，接下来可以教患者进行强化性力量和耐力训练。

> **注意：血压**
> 在以下所有的力量训练中应避免屏住呼吸，防止血压过快地升高。

如果患者已经有足够的力量，能够在一整天工作结束后通过下列力量型检查（详见下文），证明肌肉能够从早到晚有效地维持脊柱的安全性。

8.1 腹部和颈前侧肌群肌肉力量

起始位置 仰卧位，双膝屈曲，足部平放在地面。

腰椎紧贴地面，双手置于太阳穴。就像选择性运动——下颌后缩一样（64 页，图 7.5），颈椎后伸，使颈部和地面的距离缩短。感受这个动作是如何使颈部前面的肌肉绷紧，同时将下颌向胸部靠近的。维持颈前肌的张力和下颌与胸廓的距离，缓慢、平稳地带动头部和左肘（图 8.1，①）向右膝盖（图 8.1，②）靠近，直到左肩胛骨（图 8.1，③）开始抬离地面。该动作 3 秒内完成，然后在 3 秒内以同样舒缓、平稳的方式返回初始位置。重复上述动作，左右交替进行。

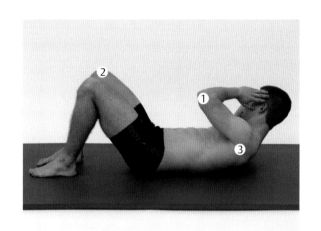

图 8.1 强化腹部和颈前部肌肉。

检查

在没有震颤、疼痛或过度用力的情况下，是否可以连续 10 次缓慢地、平稳地完成该动作？

训练

若能够在没有震颤、疼痛或过度用力的情况下，可缓慢、平稳地完成这一动作时，说明可以独立重复训练。缓慢、有规律的活动比肌肉震颤或过度用力更有效且更安全。首先，低声数"1001、1002……"和吸气时缓慢回到初始位可以帮助你习惯慢的节奏并避免血压过度升高。如果这种呼吸节律感到头晕和呼吸急促，应停止训练并向治疗师征求建议。

> **自我感知训练：对称性**
> 能否感受到两边活动是一样的吗？正在活动身体的哪个部位？怎样转动胸椎离开地面？正在使用哪块肌肉？如果注意到两边不同，尝试"复制"做得更流畅的那一边。

替代训练 如果训练时手指置于太阳穴(图8.1)会导致颈椎不适,可尝试将手指放在头部后面支撑头部重量,是否可以缓解颈部不适(图8.2)?

疑难解答

如果在仰卧位上无法完成该训练,可采用选择性运动加强腹肌力量(见图10.9至图10.11)。这些训练更容易融入每日的日常活动中,例如在办公室打电话时。因此应向无法找到时间训练的患者提供不同的选择。

前后对比

患者在没有震颤、疼痛或过度用力的情况下,能缓慢、平稳地重复多少次?

鉴别诊断

如果患者一侧腹肌较有力,常通过增加胸椎旋转、抬高肩部以减少胸椎屈曲,代偿腹肌力量较弱的一侧。因此,为了对比双侧腹肌力量,在检查和训练中,应观察胸椎屈曲和旋转的混合运动是否双侧一致。

生物力学

对称的腹肌和颈前肌肌力稳定颈椎和腰椎,防止颈椎和腰椎过度伸展。此外,可以放松颈部和腰部伸肌。这是加强腹肌力量可以减少约一半背部疼痛发生率的可能原因之一(Hides 等,2001)。

> **绷紧的腹肌**
>
> 人们普遍认为脊柱健康得益于腹肌的持续紧张,这是不正确的。过度持续收缩不利于肌肉的发展,会增加脊柱相应节段的负荷,导致脊柱肌肉力量不平衡。动态平衡姿势(23页、32页和46页)能自动地提供恰当的腹肌收缩,增加和减少节律性腹式呼吸(42页),因此,像泵一样刺激腹肌的新陈代谢。

8.2 背部肌群肌肉力量

起始位置 俯卧,肢体伸展,前额放松置于地面上(图8.3)。无法完成髋关节伸展活动检查的患者可在腹部放一个垫子(图8.4)。

倾斜骨盆使臀部收缩,耻骨压紧地面,并避免腰椎成拱形。保持耻骨与地面之间压力的同时,保持这个姿势10秒,同时尽可能抬高你的左手和右脚(见图8.3)。

双侧交替训练,即第二次重复做时抬起右手和左脚,第三次重复做时抬起左手和右脚。

检查

在没有疼痛、震颤或过度用力的情况下,是否可以平稳地完成12个动作(每边6个),每个动作保持10秒?

训练

在没有疼痛、震颤或过度用力的情况下,训练图8.3演示的动作,每个动作保持10秒,双侧交替完成。

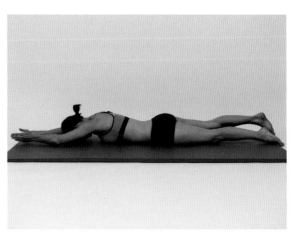

图8.2 将手指放在头部后面。　　　　图8.3 增强腰背肌肌力。

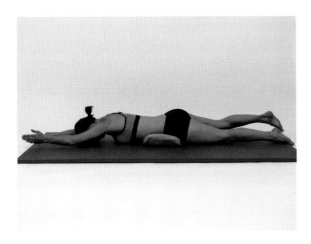

图 8.4　替代训练:将垫子置于腹部。

替代训练

如果无法完成髋关节伸展活动检查,训练时可在腹部下面放一个垫子(图 8.4)。如果还未恢复全范围髋关节活动,该训练有利于稳定腰椎并预防腰椎过度拱起。

疑难解答

在没有腰椎过伸的情况下,如果患者在训练中无法充分地抬起手臂和腿,应在腹部下放一个垫子(图 8.4)。同时,可采用以下检查和训练来发现并解决髋关节、胸部和肩部可能存在的力学障碍。

- 髋关节伸展活动(96 页)。
- 胸廓伸展活动(65 页)。
- 肩部活动(69 页)。
- 旋转活动(78 页)。

如果在俯卧位无法进行背部肌群肌肉力量训练,可通过肩胛带和肱三头肌肌肉力量训练(106 页)、胸廓伸展活动训练(65 页)和日常活动维持脊柱中立位曲度(12 页)。

前后对比

在没有疼痛、震颤或过度用力的情况下,每个动作保持 10 秒,患者能稳定地完成多少个动作?

鉴别诊断

脊柱侧凸和肥大

如果一侧竖脊肌隆起,可能是竖脊肌肥大。但如果患者有脊柱侧凸和椎体侧向扭转,也会表现为一侧竖脊肌隆起。此时,可通过肋骨视诊和俯卧位时放松的竖脊肌向两侧移动的距离鉴别诊断。

- 脊柱侧凸:如果俯卧位时,竖脊肌向两侧的移动相同;但在屈曲位,可看到一侧肋骨隆起,则为脊柱侧凸。
- 肥大:如果俯卧位时,发现竖脊肌肥大和变宽;但在屈曲位,无可见的肋骨凸起,常为非对称性肌肉肥大。
- 脊柱侧凸和肥大:非对称性肌肉肥大有许多原因。一个是当坐、站和走时,脊柱侧凸的凸面肌肉过度用力以保持最佳的直立位姿势。因此,脊柱侧凸的患者,椎体旋转和肌肉肥大均影响肌肉的功能表现。

以下检查和训练能够检测并纠正背伸肌不对称性肥大的其他原因:

- 坐位时双侧体重均匀分布(27 页)。
- 站立位时双侧体重均匀分布(28 页)。
- 无侧屈或扭转坐位(19 页)。
- 良好姿势环境(24 页)。
- 上肢神经活动(73 页)。
- 下肢、背部和脑神经活动(87 页)。

生物力学

脊柱对线

对称的背部肌肉力量有助于旋转的椎体复位并使它们保持在一条直线上。

由于椎体旋转,对称地附着在椎体两侧的肌肉一侧轻微地被牵拉,而另一侧轻微地松弛。由于肌肉在轻微牵拉的位置能产生更大的肌肉力量,两侧同时收缩时脊柱将朝被牵拉的方向旋转,直到椎体复位和双侧产生的力量相同。

背伸肌群的稳定功能是锻炼多裂肌和腹横肌同步收缩,这是显著降低新发背痛 1 年复发率(训练组 30%,控制组 84%)和 2~3 年复发率(训练组 35%,控制组 75%)的可能原因之一(Hides 等,2001)。

保持脊柱中立位曲度是对称性地加强背伸肌肌力的有效方法(12 页)。但在日常生活中,肌肉负荷往往是不对称的,如利手的问题。因此采用恰当的检查和训练,发现并纠正背部肌肉不平衡非常有帮助。

8.3 肩胛带和肱三头肌肌肉力量

起始位置 站立位,背靠墙面,脚跟离墙面约一个脚的长度,双脚分开约一脚的长度(27页),然后膝关节轻微屈曲。骨盆前倾使腰椎生理弯曲变平(像加强腹肌和腰背肌力量训练一样,103页和104页),保持前倾同时将骨盆轻轻地推离墙面。掌心向前,双上肢轻微外展(图8.5a)。胸部前伸,双侧肩胛带内收直到感觉到双侧肩胛带之间的肌肉绷紧。然后前臂用力推墙使上臂和肩膀离开墙面,并保持这一姿势。此时,只有前臂接触墙面(图8.5b),头部、肩膀、上臂、背部和臀部均离开墙面。

检查

在没有震颤、疼痛或过度用力的情况下,是否可以稳定地保持该姿势60秒?

训练

在没有震颤、疼痛或过度用力的前提下,尽量久地稳定保持在图8.5所示的姿势。

替代训练 如果没有空白墙面用于训练,可使用门框支撑前臂(图8.6)。

此外,肘关节屈曲进行训练可以减少肌肉用力。此时,只有肘部接触墙面而非前臂(图8.7)。

疑难解答

如果训练对初学者难度较大,可在开始训练时减小双脚与墙面的距离。

前后对比

在没有震颤、疼痛或过度用力的情况下,患者能维持这个姿势多少秒?

鉴别诊断

指伸肌和指屈肌群局部过度紧张是腱鞘炎和肱骨外上髁炎的重要原因。手–手臂–肩膀–躯干肌肉链平稳协调地活动和近端的加强训练是缓解腱鞘炎和肱骨外上髁炎的重要方法。肩胛带和肱三头肌肌肉力量训练可达到这一目的,如篮球或游泳。

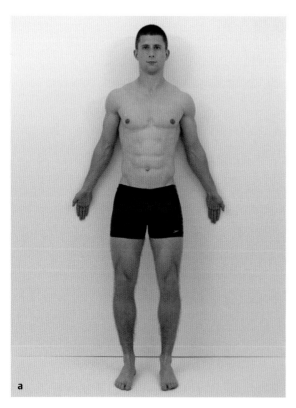
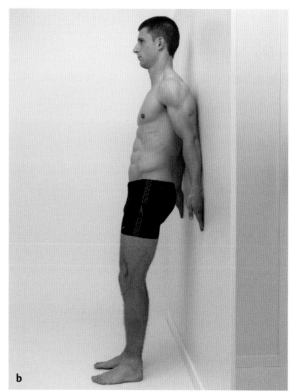

图8.5 肩胛带和肱三头肌肌肉力量训练。

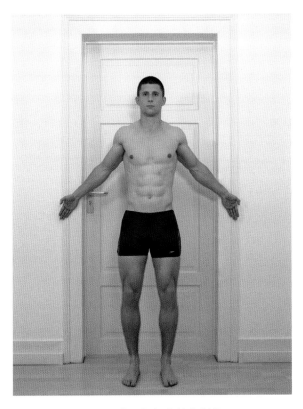

图 8.6　使用门框的替代训练。

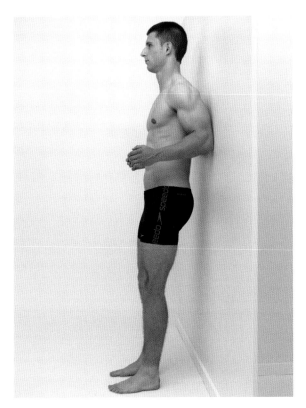

图 8.7　替代训练:肘关节弯曲。

腱鞘炎和肱骨外上髁炎
　　如果症状是由指伸肌和指屈肌群局部过度紧张引起的,训练无法立刻缓解症状。但经过两周的规律训练可显著缓解症状。

　　如果肩胛带和肱三头肌肌肉力量检查和训练不能募集肱三头肌的外侧头和长头收缩效率,可在肘部屈曲 90°、肘部代替前臂接触墙面重复训练(图 8.7)。必须牢记,这将缩短肩部肌肉的力臂,使训练更容易。

生物力学

　　肩胛带和肱三头肌肌肉力量训练可加强整个盂肱关节伸展肌群,以及顺着肌肉链向下的斜方肌中间部分、菱形肌、胸腰椎和髋部的伸肌。另一方面,可以加强颈部屈肌。因此,这一训练可以纠正由于习惯性不良坐姿引起的多种姿势和力量不平衡。许多患者发现纠正不良姿势的训练非常费力,但通过这个训练可以轻松地纠正姿势。

实用性
　　强化训练在任何办公场所都能够轻易完成。

　　由于上面提到的部分肌肉经过棘突或从棘突上升,肩胛带和肱三头肌、背部肌肉的对称性力量训练有助于旋转的椎体复位并稳定中立位姿势。

第 **9** 章

耐力

检查

能否以心率 120 次/分的强度训练 30 分钟，每周至少 3 次，且训练结束后还能感觉良好吗？

训练

至少以每次 30 分钟，每周至少 3 次的频率来训练耐力。

以能让你心血管系统活动 30 分钟的强度来进行训练，并且还能在每次训练后感觉良好。如果以强身健体为目标来训练耐力，心率要达到 120 次/分才足够。

> **心率监控**
>
> 如果传统的用手表或触诊脉搏不是很适合，你可以通过便携式 24 小时动态心电监测设备来监控心率，使用这一装置不会让患者只注意到数字而是找到一种良好的感觉。

如果这些训练使患者更健康，可以逐渐把心血管训练从每周 30 分钟，每周 3 次增加到每周 3 次，每次 60 分钟。由于会磨损关节，不推荐更大的运动强度。

如果一开始 30 分钟不间断的训练太多，可根据需要暂停。如果决定以慢跑的形式来训练，但 5 分钟后感觉到疲惫，应减速走直到再次感觉到有力气再开始跑。

替代训练 合适的耐力训练需要平缓的周期性的运动，不能负重太多或阻力太大。如使用或不使用登山杖(越野行走，图 9.1)的快走、跳舞、越野滑雪、慢跑(图 9.2)、轮滑、滑冰、有氧运动、自由泳或仰泳。如

果身体能适应变化，混合训练是最理想的，如一周两次游泳和跳舞。

疑难解答

当自由泳时，意识到颈部只有在面向水下呼气的时候才会放松非常重要。此外，自由泳是肩和脊柱的活动，同时也需要自如的胸廓伸展活动、旋转活动、肩部活动和髋关节伸展活动。

当伸髋活动度不足或腰椎管狭窄时，骑行是一项非常好的耐力训练。不足之处就是患者一直坐着且无

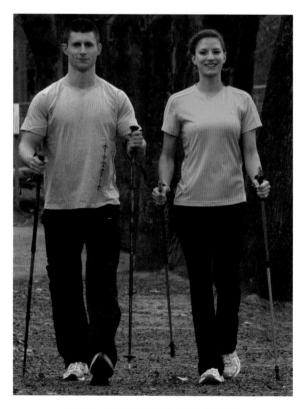

图 9.1 以越野健走作为耐力训练。

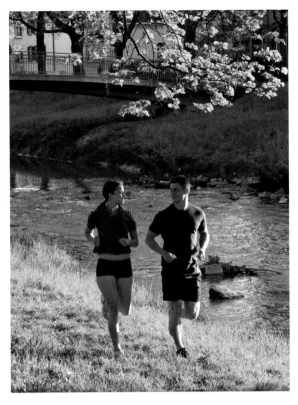

图 9.2　以慢跑作为耐力训练。

法自如地活动脊柱。如果撇开这些不足还是选择骑行,需要把车把升得足够高,以免通过颈过伸来帮助自己看着前方。

如果患者缺少时间进行规律的耐力训练,需要和患者商量,日常工作中的哪个部分可以用作耐力训练,如可以偶尔用骑车来代替开车去上班。把快走去上班当作耐力训练可以很容易地融入大部分患者的日常工作中去。如果上班路程太远,患者可选择开车去然后停远一点儿走过去,选择公交车可以早一点儿下车。

> **注意:气短**
> 如果患者坚持按制订的训练方案训练,但还是会有气短或轻微用力时不舒服,建议找心脏科医师做进一步检查。

前后对比

患者倾向于选择 120 次/分心率每周训练多少分钟,且保持主观感觉良好?

鉴别诊断

在物理治疗实践中,颈痛的最常见原因是某一胸椎和肋骨的活动不足。心脏自身问题,如心绞痛等因素并非常见。

活动不足的症状　胸椎或肋活动不足的症状会在呼吸时触发或有胸椎触痛,而不是因为心血管压力导致的心跳加快。此外,活动不足导致的症状会在其被解决后立刻消除。可通过以下一些训练做到:

- 旋转活动(78 页)。
- 下肢、背部和脑神经活动(87 页)。
- 腹式呼吸(42 页)。
- 脊柱中立位曲度(12 页)。
- 背部肌群柔软度(68 页)。
- 胸廓伸展活动(65 页)。

心脏病　心脏病的症状会随着那些引起心率加快、血压升高的体力活动出现,如爬楼梯。而胸段的活动不会或对这些症状影响甚微。

心脏病的症状多样,如心动过速、气短、冷汗,伴或不伴恶心。典型症状是胸部紧缩感、胸闷,有时会向左侧上臂和下颌放射。女性则会特有腹背部的弥散痛。

> **活动引起的症状**
> 心血管运动引起的症状比起患者自身的描述更加客观、准确,是更可靠的心脏病指征。毫无疑问,此时患者需要找心脏科医师做进一步检查。

气短也可能是肺部疾病的结果。肺部疾病可能的指征如下:

- 不用肺部听诊或听诊器就能听到呼吸音。
- 过大凸起的手指甲。
- 远端指节/趾骨肥大。
- 吸气末端胸廓活动减少。
- 胸式呼吸。
- 辅助吸气肌群肥大。

生物力学

平缓的周期性耐力运动能够从以下方面提升脊柱健康:

- 解决肌筋膜僵硬和肌肉不协调问题。
- 提升动作协调性。
- 刺激组织新陈代谢。
- 提高肌肉的力量和耐力。
- 改善患者情绪,很多研究证实这是一项对脊柱健康很重要的要求。

热身拉伸运动

　　牵伸训练在耐力训练前后都十分有用,尤其是在耐力训练之前,因为在进行慢跑等活动前,牵伸活动能将关节伸展开。牵伸训练无法避免严重的损伤,但可使运动更为顺畅,同时可避免关节劳损变性。

第 4 篇

地面和墙面不可用时的小组替代检查和训练

第 10 章

地面和墙面不可用时的小组替代检查和训练

本章包括了一些可供小组选择的检查和训练方法(113 页),以及参与者保持卧位(111 页)、跪位(115 页)或其他特殊体位(119 页)时可供选择的检查和训练方法,详见表 10.1。

标记"Q&A"(问与答)的检查只要求口头回答,标记"Demo plus Q&A"则需要治疗师按照正确顺序做出示范,然后患者口头回答。"not possible"指无法按要求完成检查,附页提供了可选择的检查或训练。空白条目指无须替代训练,因为可以使用第 3 章至第 9 章描述的初始训练。

> **初始训练**
>
> 初始训练比替代训练更精确、更具有定向性且更有效。因此,当情况允许时,应优先选择初始训练。

10.1 小组替代检查和训练

小组训练的房间通常没有足够的角落和门框同时观察一个组内所有参与者的大腿后侧肌群柔软度(89 页)或髋关节伸展活动(96 页)。为同时检查所有成员,可以进行以下检查或训练。

10.1.1 大腿后侧肌群柔软度

起始位置　仰卧位,左侧臀部紧贴站立位的助手的腿(图 10.1,①)。如果无法完成下颌后缩活动和胸廓伸展活动检查(62 页和 65 页),可在头下放一个枕头。

检查

避免紧张或疼痛,是否可以在保持右腿伸直紧贴地面时(图 10.1,③),将左脚脚跟放在助手大腿上尽量远的部位(尽量伸直左腿)(图 10.1,①,②),同时使左侧小腿也紧贴助手吗?

训练

伸展左膝直到觉得张力引起不适时。保持在这一位置,直到张力消失。同时助手保持同样的姿势站立,不要改变左腿的姿势,可以决定的只是伸展的角度和愿意忍受的紧张程度。

10.1.2 髋关节伸展活动

起始位置　背部靠墙站立,一只手平放在骶骨和墙面之间,手心接触墙面,大拇指置于腰带中间,其余四指在腰带下方(图 10.2)。左脚后跟紧贴墙面,脚趾指向前方,右脚放在置于前方一步远的工具箱或椅子上。如果是女性患者,想象着穿了文胸。使下背部紧贴墙面,直到你感觉到文胸的连接处(图 10.2,①)和墙面贴紧(图 10.3,②)。

检查

当充分伸展左膝时,可以在左侧腹股沟或臀部没有疼痛或张力的情况下保持这种姿势吗(图 10.3,③)?

训练

朝检查目标努力,直到左侧腹股沟或臀部感觉到

表 10.1 替代检查和训练

	个体化治疗	小组治疗	无须跪位或躺下	坐位
姿势（12 项检查）				
双足对称坐位				
脊柱中立位曲度				
无侧屈或扭转坐位				
脊柱中立位曲度维持稳定				
上躯干保持平衡				
良好姿势环境	Q&A	Q&A	Q&A	Q&A
座椅高度				
双膝、双踝间距				
坐位时双侧体重均匀分布				
站立位双足间距				
站立位时双侧体重均匀分布				
站立位时上躯干保持平衡				
放松（5 项检查）				
放松舌部				
放松下颌				
放松下唇				
放松肩部				
腹式呼吸				
运动（3 项检查）				
变换坐姿	Q&A	Q&A	Q&A	Q&A
变换姿势	Q&A	Q&A	Q&A	Q&A
动态坐站				
协调（5 项检查）				
坐起		Demo plus Q&A	Demo plus Q&A	Demo plus Q&A
平衡				
手臂摆动				not possible
髋关节伸展				not possible
眼肌协调				
活动（16 项检查）				
下颌后缩活动				64 页（图 7.5）
胸廓伸展活动				not possible
背部肌群柔软度			115 页	115 页
肩部活动			116 页	119 页
指屈肌群柔软度				119 页
上肢神经活动				not possible
旋转活动			116 页	119 页
提举技巧				
髋关节屈曲活动				119 页
臀部肌群柔软度				120 页
下肢、背部和脑神经活动				120 页
大腿后侧肌群柔软度	113 页	117 页	117 页

（待续）

表 10.1　替代检查和训练(续)

	个体化治疗	小组治疗	无须跪位或躺下	坐位
腓肠肌柔软度				121 页
大腿内侧肌群柔软度		not possible	not possible	not possible
髋关节伸展活动		113 页		122 页
大腿前侧肌群柔软度			117 页	117 页
力量(3 项检查)				
腹部和颈前侧肌群肌肉力量			118 页	118 页
背部肌群肌肉力量			not possible	not possible
肩胛带和肱三头肌肌肉力量				122 页
耐力(1 项检查)				
耐力:分钟/周	Q&A	Q&A	Q&A	Q&A

阻力或张力升高,保持在这一位置,直到可以继续或张力消失。

10.2 无须卧位的替代检查和训练

这些训练适用于不能躺在或跪在地面上时,如地面较脏或没有可使用的垫子,又或者地面上没有足够的训练空间。这些替代训练同时也适用于不能完成在地面上卧倒或起身转移的老人。

10.2.1 背部肌群柔软度

起始位置　坐于椅子的前半部分,双足和双膝间的距离与前臂等长,胫骨与地面垂直,检查内容如下。

检查

在没有张力或疼痛的前提下, 是否可以向下弯腰,使双手平放在地面上并看到椅子下方(图 10.4)?

训练

朝检查目标努力,直到感受到张力,然后保持在这一位置,直到张力消失。

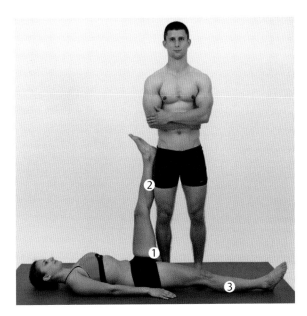

图 10.1　替代训练:以助手代替门框。

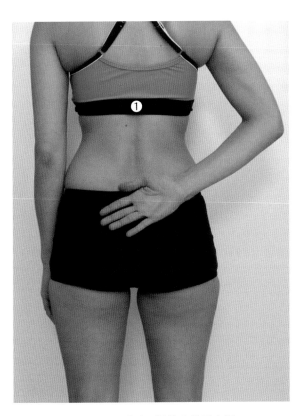

图 10.2　一手置于骶骨和墙面之间。

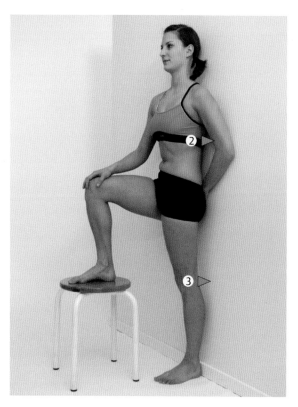

图 10.3 为髋关节充分伸展预留足够的空间。

10.2.2 肩部活动

替代的肩部活动检查和训练与初始动作(69 页)不同的是要求患者靠墙完成(图 10.5)而不是卧位(69 页)。

10.2.3 旋转活动

起始位置 背部靠墙站立,脚和墙距离要足够远,以保持双腿与地面垂直(图 10.6a-c)。十指交叉放于颈后,双肘要触及墙面,低头下颌内收直至可看到自己身体的前部(胸部、腹部和双脚),保持这种"双下颌"姿势,同时使颈部靠近墙,直到一个手指触碰到墙面,想象双脚在时钟刻度盘中呈现 12 点的姿势(图 10.6b)。

检查

可以在没有张力或疼痛,保持双肘和墙面始终相接触的情况下,把双脚转动到 2 点的姿势(图 10.6a),然后再转动到 10 点的姿势吗(图 10.6c)?

训练

朝检查目标努力,直到感受到张力,然后保持在

图 10.4 坐位替代训练。

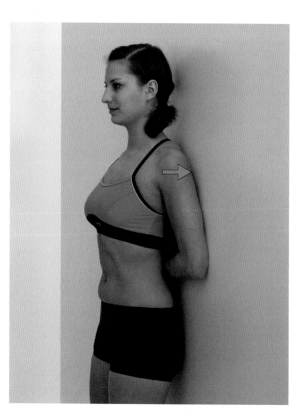

图 10.5 站立位时肩部活动。

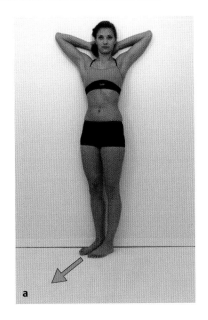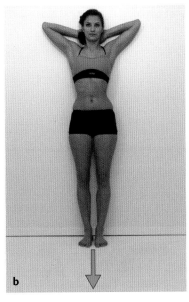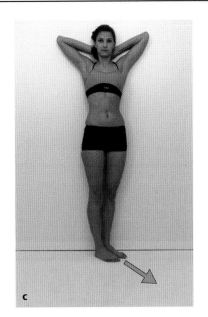

图 10.6　站立位旋转活动。

这一位置,直到张力消失。

10.2.4 大腿后侧肌群柔软度

起始位置　脊柱中立位(12 页),坐于椅子前缘。伸展左腿并放松左脚,双肘夹紧于身体两侧,在腰椎弯度不变且双肘始终夹紧于身体两侧的情况下从躯干开始前倾。

检查

可以在没有张力或疼痛的情况下前倾,使手指碰到双侧的膝吗(图 10.7)?

训练

朝检查目标努力,直到感受到张力,然后保持在这一位置,直到张力消失。

10.2.5 大腿前侧肌群柔软度

起始位置　从有扶手的椅子上站起,向左转90°。如果平衡功能较好,可以在没有摔倒风险的情况下完成如下训练的话,可以选择有滑轮的椅子,否则应选择没有滑轮的椅子。左膝跪于椅子上,左脚脚底向上放于椅子的扶手上,右脚放在地面上。然后尽可能将骨盆后倾,使下腰部向后移动而耻骨向前移动。

检查

可以在没有疼痛或张力的情况下保持骨盆后倾,然后重心向前转移直至左腿垂直吗(图 10.8)?

训练

朝检查目标努力,直到感受到张力,然后保持在这一位置,直到张力消失。

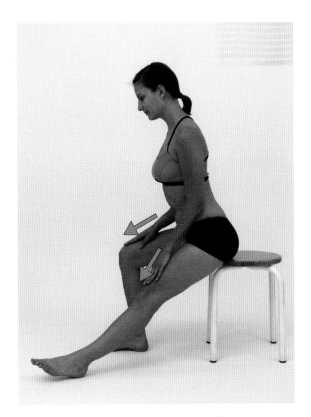

图 10.7　坐位,大腿后侧肌群柔软度。

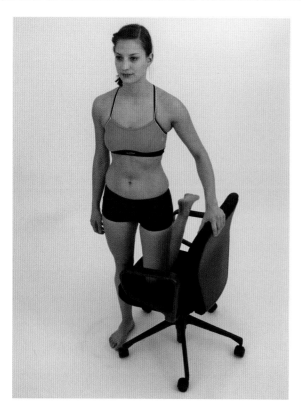

图 10.8 站立位,大腿前侧肌群柔软度。

10.2.6 腹部和颈前侧肌群肌肉力量

最可靠的腹部和颈前侧肌群肌肉力量检查应该是仰卧位,但在坐位也可以训练这些肌肉的肌力。为了达到这一目的,下面提供一些改良的动态站立位和坐位训练。

训练

向后倾斜:保持脊柱中立位,从垂直位(图 10.9a)到后倾位(图 10.9b)前后摆动上躯干。呼气时向后倾并保持 3 秒,吸气时回到垂直位。

这一训练可同时加强腹部和颈前侧肌群肌肉的力量,但以下两个训练只能加强腹部的力量。

向前移动膝盖:保持胸部不动,交替向前移动左右膝(图 10.10),并在终末位保持 3 秒。

抬臀:保持胸部不动,交替抬高左右臀部 (图 10.11),并在终末位保持 3 秒。

交替重复训练上述三个动作, 直到肌肉开始疲劳。

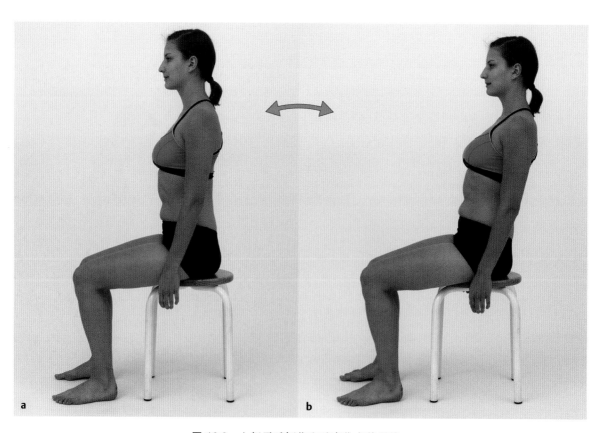

图 10.9 上躯干后倾位和垂直位交替训练。

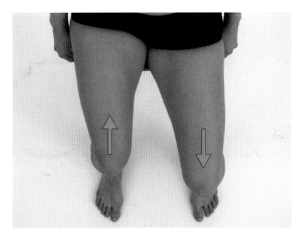

图 10.10　保持胸部不动,交替向前移动膝盖。

10.3 仅在坐位下的替代检查和训练

这些坐姿下完成的替代训练是为了那些只能在一个不靠墙的椅子上完成的训练而设计的,举个例子,在地板或墙没有足够的空间去训练时,可以选择在椅子上训练。

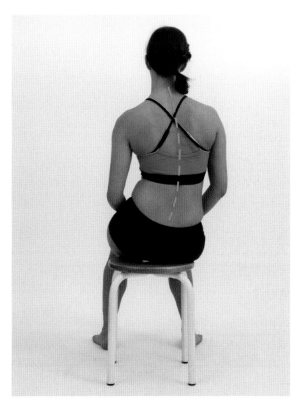

图 10.11　保持胸部不动,左右交替抬臀。

10.3.1 肩部活动

起始位置　将左手放在背后,向上滑动手直到触及右边的肩胛骨。

检查

可以在没有张力或疼痛的情况下稳定胸部并拉动左肩向后吗(图 10.12)?

训练

朝检查目标努力,直到感受到张力,然后保持在这一位置,直到张力消失。

10.3.2 指屈肌群柔软度

起始位置　向前水平伸直左手,向外翻转,直到腕关节向上,肘关节向下,然后弯曲腕关节让手指可以指向地下,手掌朝向前方。

检查

可以在没有疼痛或张力的情况下,用右手牵拉左手直至它们指向地面吗(图 10.13)?

训练

朝检查目标努力,直到感受到张力,然后保持在这一位置,直到张力消失。

10.3.3 旋转活动

起始位置　为了检查旋转活动(图 10.14a-c),坐位,保持上躯干挺直(挺起你的胸)。十指交叉放于颈后,肘关节向后移动直至它们呈完全相反的方向(图 10.14b)。

检查

可以在没有疼痛或张力的情况下,上躯干向左旋转 45°(图 10.14a),再向右旋转 45°吗(图 10.14c)?

训练

朝检查目标努力,直到感受到张力,然后保持在这一位置,直到张力消失。

10.3.4 髋关节屈曲活动

起始位置　坐位,脊柱 75%直立位(见图 3.4),感

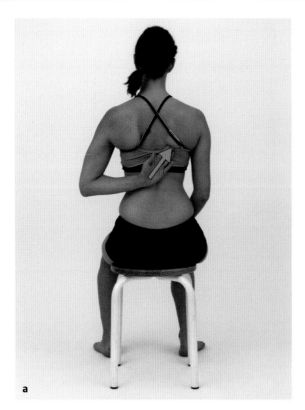 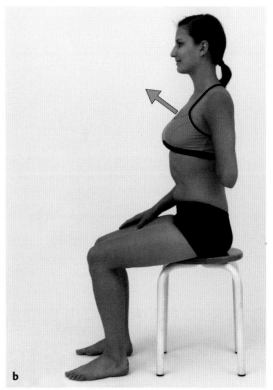

图 10.12 坐位下肩部活动。

受在这一姿势中腰椎的弯曲度。双肘夹紧于体侧,双手平放在大腿上。在腰椎弯曲度不变,双肘固定于身侧的情况下,躯干向前倾斜。

检查

可以在没有张力或疼痛的情况下,躯干向前倾斜,直至手指碰到膝下缘吗(图 10.15)?

训练

朝检查目标努力,直到感受到张力,然后保持在

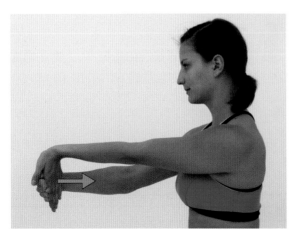

图 10.13 坐位下指屈肌群柔软度。

这一位置,直到张力消失。

10.3.5 臀部肌群柔软度

起始位置 坐位,脊柱 75% 直立位(见图 3.4),感受在这一姿势中腰椎的弯曲度。将左脚放在右侧大腿上,躯干和腰椎调整回起始位置,双肘夹紧于体侧。在维持腰椎弯曲度不变,双肘固定于身侧的情况下,躯干向前倾斜。

检查

可以在没有张力或疼痛的情况下,躯干向前倾斜直至手碰到左侧胫骨吗(图 10.16)?

训练

朝检查目标努力,直到感受到张力,然后保持在这一位置,直到张力消失。

10.3.6 下肢、背部和脑神经活动

起始位置 坐在椅子的前缘,胫骨与地面保持垂直。双膝间的距离与前臂等长(见图 3.23)。左脚向前迈一步,左侧踝关节尽可能背屈并保持这一姿势。

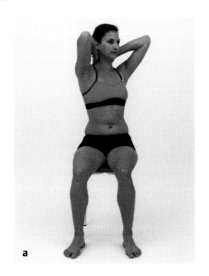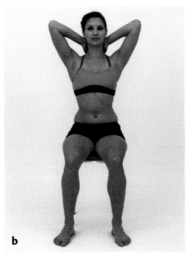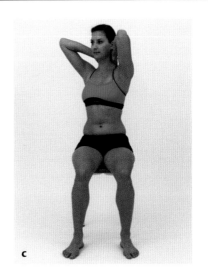

图 10.14　坐位下旋转活动。

检查

可以在没有张力或疼痛的情况下,尽可能向前弯腰直至看到椅子的下面吗(图 10.17)?

训练

朝检查目标努力,直到感受到张力,然后保持在这一位置,直到张力消失。

10.3.7 腓肠肌柔软度

起始位置　坐在椅子的前缘并向后倾斜靠墙,左侧膝关节完全伸直,左脚跟撑地。

检查

可以在没有张力或疼痛的情况下,将左侧踝关节背屈直到脚底与地面保持垂直吗?

图 10.15　坐位下髋关节屈曲。

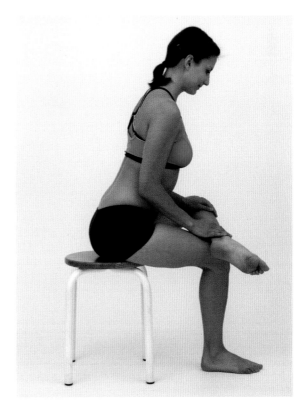

图 10.16　坐位下臀部肌群柔软度。

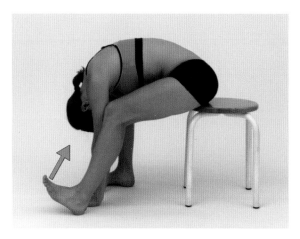

图 10.17　坐位下下肢、背部和脑神经活动。

训练

朝检查目标努力,直到感受到张力,然后保持在这一位置,直到张力消失(图 10.18)。

10.3.8 髋关节伸展活动

起始位置　站立在椅子的侧面,左下肢站立于地面上,左侧脚趾与椅子边缘齐平。右脚放在椅子的座位上。尽可能将骨盆后倾,使下背部向后移动,而耻骨向前移动,维持左膝完全伸直位。

检查

可以在没有张力或疼痛、保持骨盆后倾并左膝伸直的情况下,将重心前移直到左膝触及椅子的边缘吗(图 10.19)?

训练

像"检查"中那样做直到感受到张力,然后保持在这一位置,直到张力消失。

> **注意:可滑动的椅子**
> 　在工作中,不要使用有滑轮的椅子,因为它会四处转动。

10.3.9 肩胛带和肱三头肌肌肉力量

起始位置　坐在椅子上,两手放在臀部和椅背之间,手肘用力推椅背,使后背尽可能完全离开椅背(图 10.20)。

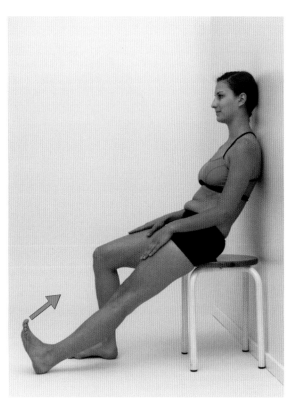

图 10.18　坐位下腓肠肌柔软度。

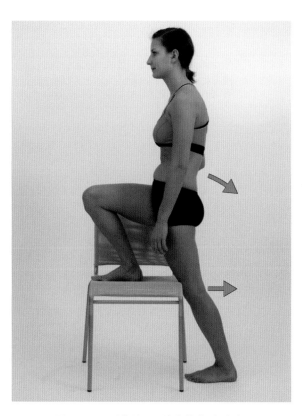

图 10.19　不靠墙面,髋关节伸展活动。

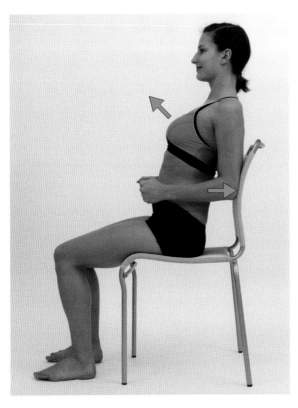

图 10.20　坐位下肩胛带和肱三头肌肌肉力量。

检查

可以在没有震颤、疼痛或过度用力的情况下尽力保持这个姿势 60 秒吗(图 10.20)?

训练

保持这一位置直到肌肉感到疲劳。

第 5 篇

徒手技术和可用的工具

第 **11** 章
徒手技术

使用书中的训练方法，大部分脊柱问题都能被有效解决并得到持续的效果。

例如，书中的训练方法比起徒手技术在矫正脊柱问题上的效果更持续有效。

当正确实施灵活性训练无法增强灵活性时，可用"疑难解答"中提到的替代训练，有时徒手技术也可在活动度上有更好的效果。

所有的徒手技术步骤如下，患者仰卧在治疗床上，治疗师在检查部位的组织上施加一个柔和持续的压力。如果这些组织可以轻易地被推开，就无须治疗。如果阻力较大，治疗师从开始出现阻力就施加一个稳定的力，同时口头指导患者做第4章介绍的个体放松训练(35~43页)，直到组织张力明显降低。

如果用这一方法组织总能被放松，那么就找到放松的关键了。让患者在每日活动中专注这个特殊的放松训练。因此，徒手技术的基本目标就是帮助患者有意识地去放松未发现的张力。

> **自我放松**
>
> 帮助患者进行放松训练来改善活动度。手指上柔和的压力仅帮助患者将注意力集中在相关区域，当放松下来时能给予反馈。这种情况下如果只用徒手技术来解决问题，容易让手指发生关节炎。

在所有的检查或训练中，如果徒手技术引发疼痛或感觉压力超过正常，都是禁忌的。

11.1 第一肋

治疗师坐在患者上方，用手指去触及两侧的第一肋骨，并将它向前推(图 11.1)。

11.2 左侧盂肱关节

治疗师站在患者左侧，患者双手放松地放在下腹。

治疗师右手用手指抓住患者肩胛内侧缘，大鱼际支持肩胛冈来固定肩胛骨。放在内侧缘的手指应防止肩胛骨向内侧滑动，大鱼际则阻止其在背侧的运动。

同时左手手指使肱骨头沿肩胛盂肱关节窝向下滑动(图 11.2)。

11.3 左侧胸小肌

治疗师站在患者左侧面对着胸小肌。一手的示指和中指钩住胸小肌近端，直接触碰喙突。用另一只手辅助，然后垂直于肌纤维纹路向下方、外侧，稍稍靠背部的方向牵拉(图 11.3)。

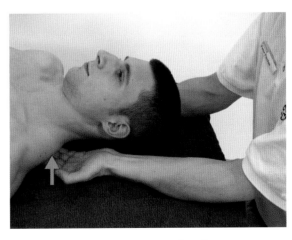

图 11.1　徒手放松第一肋。

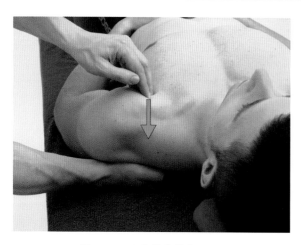

图 11.2   盂肱关节关节松动。

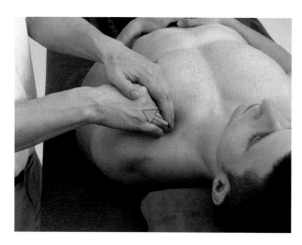

图 11.3   徒手放松胸小肌。

11.4 腰大肌与髂肌

11.4.1 禁忌证

禁忌证
对于妊娠、主动脉瘤、术后恢复、肿瘤和腹腔炎性病变等情况，绝对禁止在腰大肌与髂肌处的按压。

腹腔炎性病变的具体病例有阑尾炎、克罗恩病和憩室炎。如果手指可以感受到动脉搏动，此时不能继续在腹腔处施压。在开始之前必须向患者解释该项技术的禁忌。第一次使用这项技术要先取得患者的许可，治疗时治疗师必须询问："有没有任何病史使我不能对你的腹部进行按压？"

11.4.2 左侧腰大肌

患者仰卧，由三角垫支撑起腿部，膝关节自然弯曲。治疗师位于患者左侧，向患者肚脐下外侧的某一点缓慢、轻柔地用手指向下按压腹腔壁，直至碰触到腰大肌。然后手指将肌腹朝背外侧方向按压，从而放松腰大肌(图 11.4)。

11.4.3 左髂肌

患者仰卧，由三角垫支撑起腿部，膝关节自然弯曲。治疗师位于患者左侧，为了避开腹股沟韧带，治疗师应在离髂前上棘三指宽处触摸髂嵴。从这一点开始，治疗师应缓慢、轻柔地沿着髂骨表面向下按压，直至放松髂肌(图 11.5)。

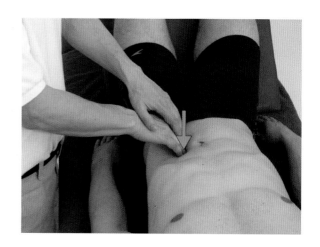

图 11.4   徒手放松腰大肌。

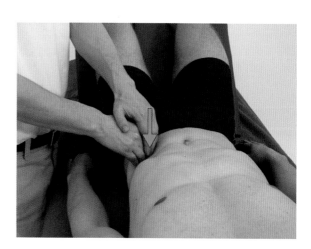

图 11.5   徒手放松髂肌。

11.5 踝关节

患者仰卧在治疗台上，其脚踝应放在治疗床边。治疗师面向患者，用其左侧腹股沟支撑患者脚踝然后用腹腔施力，使患者踝背屈，直至感觉到关节的抵抗力。治疗师的一只手应在脚踝下方握住脚踝，稳定踝关节，同时另一只手将距骨向下滑动(图 11.6)。

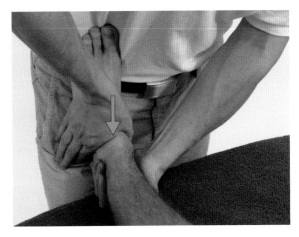

图 11.6 踝关节关节松动。

第 **12** 章

导航图

人体图　在人体图中(图 12.1),选择患者症状或功能障碍所在的身体部位,在那里可以找到相应的导航图标编号。在相对应的图表上,列出了可能会诱发症状或功能障碍的因素,并提出适当的检查和训练建议。这个图表是按相关性排序的,从最常见的导致相应身体部位出现问题的原因,以及用于识别并解决它的检查和训练开始排序。

背景颜色　除顺序外,检查和训练建议可以检测并解决特定部位出现问题的根本原因,这是由其背景颜色来指示的。最常见的解决身体特定部位症状或功能障碍的检查与训练以深橙色做背景色标注,不常见的检查与训练则用浅橙色做背景色标注。

过程　如果第一种训练方法即可达到期望中的效果,则不再需要进一步的步骤,只要它有效,那么保持该训练即可。如果第一种训练方法并未减轻患者症状,则需要进阶到第二种训练方法。如果第二种训练

方法也无效,则继续进行图表中的下一个训练方法,直至达到训练目标为止。

当然,如果你的症状、经验或其他信息使你确信某项训练是最主要的,你也可以从列表中的更下面一项运动开始,而不是按顺序依次进行。

例子(表 12.1)　患者症状表现在头顶部,在人体图中此位置标记为 1。因此在导航图编号为 1 的图表即包含与此部位相关的检查与训练。

你可以看到限制性硬脊膜神经动力学是引起颅骨症状的最常见原因。应检查你的患者是否适用于下肢、背部和脑神经活动检查。如果通过这种方法症状得到了改善,你就找到了解决方案。如果没有下一步则检查你的患者是否保持着懒散姿势。但如果你观察你的患者并非如此,而是更倾向于明显的胸式呼吸,那么你可以跳过"脊柱中立位曲度"到"放松下唇"之间的所有训练,并从"腹式呼吸"开始。

表 12.1　导航图示例

导航图 1——头部

引起症状或功能障碍潜在的功能性因素	检查和训练
限制性硬脊膜神经动力学	下肢、背部和脑神经活动(87 页)
懒散坐姿	脊柱中立位曲度(12 页)
下颌肌肉张力过高	放松下颌(37 页)
舌部习惯地顶住牙齿的前部或侧部	放松舌部(35 页)
下唇习惯性向上推	放松下唇(38 页)
胸式呼吸	腹式呼吸(42 页)
肩胛带上抬或前伸	放松肩部(40 页)
过度、活动性减少的胸椎脊柱后凸	胸廓伸展活动(65 页)

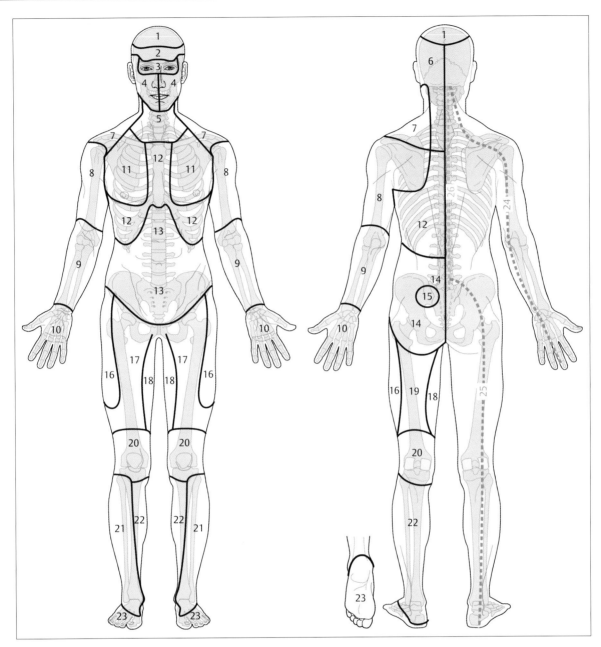

图 12.1　导航表的身体示意图。数字表示图表的导航,包括合适的检查和训练,用于评估和治疗各自区域的症状和功能障碍。

导航图 2——前额

引起症状或功能障碍潜在的功能性因素	检查和训练
由于胸椎后伸不足,颈椎代偿性过伸导致寰枕关节、下颌肌肉和枕额肌功能障碍	胸廓伸展活动(65页)
由于颈部伸肌短缩导致颈椎、枕额肌、眼睛、下颌的功能障碍	下颌后缩活动(62页)
由于限制性硬脊膜神经动力学导致头颅张力和肌肉紧张	下肢、背部和脑神经活动(87页)
头部习惯性前伸的姿势导致颈椎、枕额肌、眼睛、下颌功能障碍	脊柱中立位曲度(12页)
下颌紧张导致咬肌、颞肌、翼内肌、翼外肌张力增高	放松下颌(37页)
胸式呼吸导致咬肌、颞肌、翼内肌张力增高	腹式呼吸(42页)
舌头长期顶住牙齿导致翼外肌、颞肌前部或咬肌高张力	放松舌部(35页)
保持下唇上抬导致翼外肌、颞肌前部、咬肌张力协同升高	放松下唇(38页)
上斜方肌持续用力模式导致咬肌、颞肌、翼内肌张力协同升高	放松肩部(42页)
眼肌不平衡导致前额头痛	眼肌协调(57页)

导航图 3——眼睛

引起症状或功能障碍潜在的功能性因素	检查和训练
坐位时头部过度前伸导致寰枕关节功能障碍	脊柱中立位曲度(12页)
颈椎过伸以代偿胸椎后伸活动受限,可导致寰枕关节功能障碍	胸廓伸展活动(65页)
眼肌紧张	眼肌协调(57页)
因翼外肌张力变高,牵拉到它的附着起点(蝶骨),去抵消当舌头顶住门牙上而作用于门牙后的反作用力	放松舌部(35页)
下颌用力可导致咬肌、颞肌、翼内肌、翼外肌紧张	放松下颌(37页)
下唇习惯性上抬导致翼外肌、颞肌前部、咬肌张力协同升高	放松下唇(38页)
上斜方肌持续用力模式导致咬肌、颞肌、翼内肌张力协同升高	放松肩部(40页)
由于胸式呼吸导致咬肌、颞肌、翼内肌张力协同升高	腹式呼吸(42页)
习惯性头前倾姿势导致颈椎、眼睛、下颌功能障碍	下颌后缩活动(62页)

导航图 4——下颌和颞部

引起症状或功能障碍潜在的功能性因素	检查和训练
由于习惯性下颌凸出和(或)保持下颌紧张导致咬肌、颞肌、翼内肌或翼外肌高张力	放松下颌(37页)
翼外肌张力变高因此牵拉到它的起点——蝶骨,去抵消当舌头顶住门牙上时的反作用力	放松舌部(35页)
保持下唇上抬导致翼外肌、颞肌前部、咬肌张力协同升高	放松下唇(38页)
维持上斜方肌模式导致咬肌、颞肌、翼内肌张力协同升高	放松肩部(40页)
由于胸式呼吸导致咬肌、颞肌、翼内肌张力协同升高	腹式呼吸(42页)
由于同侧眼外直肌的张力导致颞区头痛	眼肌协调(57页)
头前凸的坐位	脊柱中立位曲度(12页)
为了稳定倾斜偏后的上躯干,下颌肌肉和躯干前侧肌肉张力协同变化	坐位时上躯干保持平衡(23页)
胸椎后伸受限导致颈椎过伸	胸廓伸展活动(65页)
臂丛活动性不足导致颈椎以及下颌肌肉高张力	上肢神经活动(73页)
由于限制性硬脊膜神经动力学导致的颈部伸肌、下颌、眼肌肌张力过高	下肢、背部和脑神经活动(87页)
习惯性静态姿势导致颈椎、眼睛和下颌肌肉紧张	动态坐站(46页)
习惯性头前凸姿势导致颈椎、眼睛、下颌功能受限	下颌后缩活动(62页)
由于骨盆前侧移位导致颞下颌关节紧张和功能障碍	站立位时上躯干保持平衡(32页)

导航图 5——颈前部

引起症状或功能障碍潜在的功能性因素	检查和训练
由于头前凸姿势导致颈部前侧肌肉筋膜过度牵拉	脊柱中立位曲度(12 页)
胸式呼吸协同增加舌骨上下肌肉筋膜张力	腹式呼吸(42 页)
为了稳定上躯干倾斜太靠后时的头部时颈部前侧的肌肉张力增高	坐位时上躯干保持平衡(23 页)
头前凸姿势下颈部回缩的活动度不足导致颈部前侧肌肉筋膜过度牵拉	下颌后缩活动(62 页)
头前凸姿势以代偿胸椎后伸受限导致舌骨上下肌肉筋膜过度牵拉	胸廓伸展活动(65 页)
当舌部抵压在门牙时舌骨上肌的张力会抵消作用在门牙上的后反作用力	放松舌部(35 页)
习惯性下颌凸出导致舌骨上肌和喉肌张力增高	放松下颌(37 页)
维持上斜方肌的模式导致舌骨上下肌肌肉和筋膜张力协同性增高	放松肩部(40 页)
下唇习惯性上抬导致前侧颈部肌肉和筋膜协同性紧张	放松下唇(38 页)
骨盆前侧移位导致颈部前侧肌肉张力过高	站立位时上躯干保持平衡(32 页)
颈部前侧肌肉无力	腹部和颈前侧肌群肌肉力量(103 页)

导航图 6——枕骨和颈背侧

引起症状或功能障碍潜在的功能性因素	检查和训练
头前凸坐位	脊柱中立位曲度(12 页)
胸椎后伸受限导致颈椎过伸	胸廓伸展活动(65 页)
人体工程学因素限制中立、动态的姿势	良好姿势环境(24 页)
肩胛上提肌肉高张力	放松肩部(40 页)
当向前弯曲时头部向前移动去代偿髋部屈曲不足	脊柱中立位曲度维持稳定(21 页)
脊柱上不对称的压力导致脊柱姿势不对称	无侧屈或扭转坐位(19 页)
胸式呼吸导致肩胛带和颈部肌肉张力过高	腹式呼吸(42 页)
由于颈部肌肉紧张导致眼睛活动受限	眼肌协调(57 页)
下颌肌肉张力导致颈部肌肉紧张	放松下颌(37 页)
舌部习惯地推到远至其接触牙齿的前部或侧部导致颈部肌肉紧张	放松舌部(35 页)
下唇习惯性抬起导致颈部前侧肌肉和筋膜紧张	放松下唇(38 页)
由于缺乏回缩的活动性导致颈椎延长	下颌后缩活动(62 页)
限制性硬脊膜神经动力学导致颈部伸肌高张力和颈椎活动性受限	下肢、背部和脑神经活动(87 页)
脊柱静态的压力	动态坐站(46 页)
行走时缺少脊柱的扭转	手臂摆动(55 页)
由于盂肱关节内旋活动缺乏导致肩胛骨习惯性凸出	肩部活动(69 页)
颈椎的压力是由于胸椎后伸、扭转、胸肌柔韧性和(或)臂丛神经动力学受到限制	旋转活动(78 页)
由于臂丛活动度不足和刺激致肩胛骨上抬和前伸的肌肉张力过高	上肢神经活动(73 页)
由于上躯干过度靠前或靠后导致颈椎肌肉不平衡	坐位时上躯干保持平衡(23 页)
颈部前侧肌肉过度牵拉和无力导致颈椎不稳定和过伸	腹部和颈前侧肌群肌肉力量(103 页)
背部伸肌力量不足或不对称导致椎体扭转和胸椎后伸不足	背部肌群肌肉力量(104 页)
由于肩胛后缩的肌肉无力导致肩胛习惯性凸出和头前凸的姿势	肩胛带和肱三头肌肌肉力量(106 页)
紧张,但可在重复的、周期性的、交替的、对称的活动后解决	耐力(108 页)
由于骨盆前侧移位导致肌肉不对称和颈椎非中立位姿势	站立位时上躯干保持平衡(32 页)
坐位时的不对称负重导致作用在颈椎的压力不对称	坐位时双侧体重均匀分布(27 页)

导航图 7——颈部侧面

引起症状或功能障碍潜在的功能性因素	检查和训练
肩胛上提肌群张力过高	放松肩部(40 页)
胸式呼吸导致的肩胛和颈部肌肉张力过高	腹式呼吸(42 页)
头前凸的坐位	脊柱中立位曲度(12 页)
由于臂丛活动性不足导致代偿性的肩胛上提和前伸肌群张力过高	上肢神经活动(73 页)
人体工程学因素限制中立、动态的脊柱和肩胛的姿势	良好姿势环境(24 页)
由于盂肱关节内旋活动度缺乏导致代偿性的习惯性肩胛凸出	肩部活动(69 页)
由于胸椎后伸受限导致颈椎过伸	胸廓伸展活动(65 页)
脊柱扭转姿势导致不对称性的压力作用于脊柱和肩胛上	无侧屈或扭转坐位(19 页)
由于限制性硬脑膜神经动力学导致颈部伸肌和肩胛上抬肌群张力过高	下肢、背部和脑神经活动(87 页)
头的姿势和运动不对称导致代偿性眼部活动受限	眼肌协调(57 页)
肩胛带和颈椎肌群的静态保持模式	手臂摆动(55 页)
朝前弯曲时由于髋关节屈曲受限导致代偿性头部向前移动	脊柱中立位曲度维持稳定(21 页)
由于缺乏回缩活动导致颈椎延长	下颌后缩活动(62 页)
下颌肌肉紧张导致颈部肌肉紧张	放松下颌(37 页)
舌部习惯地推到远至其接触牙齿的前部或侧部导致颈部肌肉紧张	放松舌部(35 页)
下唇习惯性抬起导致颈部肌肉紧张	放松下唇(38 页)
脊柱静态负荷	动态坐站(46 页)
颈部紧张是由于缺乏胸肌柔软度、臂丛神经动力学、胸椎后伸和(或)颈椎扭转	旋转活动(78 页)
肩胛后缩肌群无力导致习惯性肩胛凸出和头前凸	肩胛带和肱三头肌肌肉力量(106 页)
由于上躯干过度向前或向后倾斜导致脊柱稳定肌群不平衡	坐位时上躯干保持平衡(23 页)
由于坐位时体重分布不均导致不对称性的压力作用在颈椎上	坐位时双侧体重均匀分布(27 页)
骨盆向前移位导致头和肩胛前伸	站立位时上躯干保持平衡(32 页)

导航图 8——肩和上臂

引起症状或功能障碍潜在的功能性因素	检查和训练
由于盂肱关节内旋活动度缺乏导致代偿性习惯性的肩胛凸出	肩部活动(69 页)
臂丛活动性降低,胸肌和肘屈肌缺乏柔软度,和(或)胸椎后伸受限	旋转活动(78 页)
由于臂丛活动性受限导致肩胛上提、前伸肌群和(或)肘屈肌群高张力	上肢神经活动(73 页)
由于脊柱后伸肌群和肩胛后肌群无力导致肩胛前伸	脊柱中立位曲度(12 页)
封锁肩屈曲——胸椎伸展动力链	胸廓伸展活动(65 页)
肌肉不平衡:①肩胛前伸肌群和屈肘肌群高张力;②肩胛后缩肌群和肘伸肌无力	肩胛带和肱三头肌肌肉力量(106页)
由于胸肌高张力导致胸椎过度后凸	背部肌群肌肉力量(104 页)
胸式呼吸导致肩胛上抬肌群高张力	腹式呼吸(42 页)
由于头前凸的姿势导致颈胸椎结合处神经根刺激	下颌后缩活动(62 页)
人体工程学因素限制中立、动态的手臂,脊柱和肩胛的姿势	良好姿势环境(24 页)
手屈曲–肘屈曲–肩胛前伸肌肉链高张力	指屈肌群柔软度(72 页)
由于肩胛上抬肌群的高张力导致臂丛、肩部、手臂功能障碍	放松肩部(40 页)
下颌肌肉紧张导致肩胛和手臂肌肉紧张	放松下颌(37 页)
舌部习惯地推到远至其接触牙齿的前部或侧部导致肩部和手臂肌肉紧张	放松舌部(35 页)
下唇习惯性抬起导致肩和手臂肌肉紧张	放松下唇(38 页)
脊柱姿势不对称导致代偿性肩胛不对称	无侧屈或扭转坐位(19 页)
肩胛和手臂的静态维持模式	手臂摆动(55 页)
由于眼睛活动受限导致代偿性的头和肩胛姿势不对称	眼肌协调(57 页)
肩和手臂的紧张可以在周期性的、交替的、对称的活动后解决	耐力(108 页)
当身体向前弯曲时由于髋关节屈曲的缺乏导致代偿性的头前凸姿势以及胸椎后凸	脊柱中立位曲度维持稳定(21 页)
由于习惯性保持上躯干倾斜向前或向后导致在肩部活动时胸椎动力链封锁	坐位时上躯干保持平衡(23 页)
由于习惯性保持骨盆向前或向后移动导致在肩部活动时胸椎动力链封锁	站立位时上躯干保持平衡(32 页)
习惯性静态姿势	动态坐站(46 页)

导航图 9——前臂

引起症状或功能障碍潜在的功能性因素	检查和训练
指屈肌群缺乏柔软度	指屈肌群柔软度(72 页)
由于臂丛活动性受限导致前臂肌群张力过高	上肢神经活动(73 页)
由于胸式呼吸导致臂丛活动性不足	腹式呼吸(42 页)
由于肩胛上抬肌群的肌张力过高导致臂丛活动性不足	放松肩部(40 页)
人体工程学因素限制上肢动态的姿势或足够的休息时间	良好姿势环境(24 页)
神经活动性不足以及肩胛前伸–肘屈曲–指屈曲肌肉链高张力	旋转活动(78 页)
上肢紧张可以在周期性、交替、对称的活动后解决	耐力(108 页)
肩胛前伸–肘屈曲–指屈曲肌肉链高张力	肩胛带和肱三头肌肌肉力量(106 页)
肩胛前伸–肘屈曲–指屈曲肌肉链高张力	背部肌群肌肉力量(104 页)
肩胛前伸–肘屈曲–指屈曲肌肉链高张力	手臂摆动(55 页)
肩胛前伸–肘屈曲–指屈曲肌肉链高张力	胸廓伸展活动(65 页)
由于盂肱关节内旋活动度缺乏导致代偿性习惯性肩胛前伸	肩部活动(69 页)
由于坐位下侧屈或扭转脊柱导致肩胛和手臂不对称的姿势、活动以及张力	无侧屈或扭转坐位(19 页)
由于与姿势相关的臂丛神经功能障碍导致前臂肌肉张力过高	脊柱中立位曲度(12 页)
下颌肌肉紧张导致前臂高张力	放松下颌(37 页)
舌部习惯地推到远至其接触牙齿的前部或侧部导致前臂肌肉紧张	放松舌部(35 页)
下唇习惯性地抬起导致前臂肌肉紧张	放松下唇(38 页)
习惯性静态姿势	动态坐站(46 页)
当倾向前方时,由于颈椎过伸导致臂丛神经功能障碍,因此前臂肌张力过高	脊柱中立位曲度维持稳定(21 页)
限制性硬脊膜神经动力学导致前臂肌群高张力	下肢、背部和脑神经活动(87 页)
坐位时不对称的体重分布导致不对称的压力作用于颈椎	坐位时双侧体重均匀分布(27 页)

导航图 10——手

引起症状或功能障碍潜在的功能性因素	检查和训练
指屈肌群缺乏柔软度	指屈肌群柔软度(72 页)
由于胸式呼吸导致 C6-T1 脊神经受刺激	腹式呼吸(42 页)
由于臂丛神经活动性不足导致手的神经和肌肉受刺激	上肢神经活动(73 页)
腕和手指非中立位姿势下长期重复进行手的活动	良好姿势环境(24 页)
长时间的压力作用在尺神经沟、尺管和腕管	
颈–胸椎结合处非中立位姿势导致 C6-T1 神经根在椎间孔处受刺激	脊柱中立位曲度(12 页)
指屈肌群高张力	肩胛带和肱三头肌肌肉力量(106 页)
指屈肌群高张力	旋转活动(78 页)
指屈肌群高张力	背部肌群肌肉力量(104 页)
颈椎非中立位姿势导致 C6-T1 神经根在椎间孔处受刺激	下颌后缩活动(62 页)
由于胸椎后伸受限,颈椎代偿性过伸导致 C6-T1 神经根在椎间孔处受刺激	胸廓伸展活动(65 页)
由于肩胛上抬肌群高张力导致 C6-T1 神经根在椎间孔或胸廓出口处受刺激	放松肩部(40 页)
由于盂肱关节内旋活动度缺乏,肩胛代偿性凸出导致 C6-T1 神经受刺激	肩部活动(69 页)
不对称的脊柱姿势导致 C6-T1 神经根在椎间孔或胸廓出口处受刺激	无侧屈或扭转坐位(19 页)
肩胛、手臂和手的肌肉张力可在手臂摆动后解决	手臂摆动(55 页)
肩胛、手臂和手的紧张可在周期性的、交替的、对称的活动后解决	耐力(108 页)

(待续)

导航图 10——手(续)

引起症状或功能障碍潜在的功能性因素	检查和训练
习惯性静态姿势	动态坐站(46 页)
下颌肌肉紧张导致颈部肌肉紧张,因此刺激 C6–T1 神经	放松下颌(37 页)
舌头抵压在牙齿上导致颈部肌肉紧张,因此刺激 C6–T1 神经	放松舌部(35 页)
眼睛活动受限,颈部肌肉代偿性紧张导致 C6–T1 神经受刺激	眼肌协调(57 页)
习惯性下唇上抬导致颈部肌肉紧张,因此刺激 C6–T1 神经	放松下唇(38 页)

导航图 11——胸部肌肉

引起症状或功能障碍潜在的功能性因素	检查和训练
胸大肌、胸小肌柔软度不足导致肩胛前伸、神经活动性不足以及胸椎后伸受限	旋转活动(78 页)
臂丛神经活动性不足导致神经刺激以及肩胛上提肌群和前伸肌群高张力	上肢神经活动(73 页)
坐位下胸椎屈曲导致胸廓综合征和胸肌松弛	脊柱中立位曲度(12 页)
由于胸椎后伸受限导致胸廓综合征和胸肌紧张	胸廓伸展活动(65 页)
由于肩胛后缩无力导致习惯性肩胛凸出	肩胛带和肱三头肌肌肉力量(106 页)
由于盂肱关节内旋活动度不足导致代偿性习惯性肩胛前凸	肩部活动(69 页)
胸部、腹部肌肉链高张力	背部肌群肌肉力量(104 页)
由于胸式呼吸导致肋间肌高张力	腹式呼吸(42 页)
手屈肌–肘屈肌–肩胛前伸肌肉链高张力	指屈肌群柔软度(72 页)
不对称姿势导致不对称的脊柱和肩胛张力	无侧屈或扭转坐位(19 页)
由于颈椎前伸姿势导致胸椎后凸	下颌后缩活动(62 页)
人体工程学因素限制中立、动态的脊柱和肩胛的姿势	良好姿势环境(24 页)
肩胛上提肌群和前伸肌群高张力	放松肩部(40 页)
下颌肌肉紧张导致胸肌紧张	放松下颌(37 页)
舌部习惯地推到远至其接触牙齿前部或侧部导致胸部肌肉紧张	放松舌部(35 页)
习惯性下唇上抬导致胸肌紧张	放松下唇(38 页)
肩部肌肉静态维持模式	手臂摆动(55 页)
不对称的头和肩的姿势导致代偿性眼睛活动受限	眼肌协调(57 页)
肩部维持模式可在周期性的、交替的、对称的活动后缓解	耐力(108 页)
身体倾斜向前时由于屈髋不足导致头前凸的姿势	脊柱中立位曲度维持稳定(21 页)
习惯性地保持上躯干倾斜向前或向后导致肩部活动时胸椎动力链封锁	坐位时上躯干保持平衡(23 页)
习惯性骨盆移动向前或向后导致肩部活动时胸椎动力链封锁	站立位时上躯干保持平衡(32 页)
习惯性静态姿势	动态坐站(46 页)

导航图 12——胸骨和胸部(胸肌除外)

引起症状或功能障碍潜在的功能性因素	检查和训练
驼背坐的姿势导致胸椎和肋软骨关节过度负荷	脊柱中立位曲度(12 页)
胸椎后伸受限	胸廓伸展活动(65 页)
胸椎、肋骨和(或)肋间肌活动度不足	旋转活动(78 页)
由于缺乏腹式呼吸或反常呼吸导致胸椎活动性不足	腹式呼吸(42 页)
不对称脊柱姿势导致不对称的压力作用于脊柱	无侧屈或扭转坐位(19 页)
由于肩胛后缩肌肉力量薄弱导致胸椎屈曲,以至于加载在胸椎和胸锁关节的负荷过大	肩胛带和肱三头肌肌肉力量(106 页)
人体工程学因素限制中立、交替的放松和紧张的动态姿势	良好姿势环境(24 页)
习惯性肩前伸协同胸椎屈曲来代偿盂肱关节内旋的缺乏	肩部活动(69 页)
胸椎保持激活的模式	放松肩部(40 页)
由于保持模式和(或)缺乏运动导致胸廓综合征	耐力(108 页)
由于不足或不对称的背肌力量导致椎体稳定性不足或椎体扭转	背部肌群肌肉力量(104 页)
当向前倾斜时,由于髋屈曲不足导致代偿性的胸腰结合处屈曲和头前凸姿势	脊柱中立位曲度维持稳定(21 页)
骨盆向前移位导致肌肉不平衡以及胸椎非中立位姿势	站立位时上躯干保持平衡(32 页)
当行走时缺乏脊柱扭转	手臂摆动(55 页)
缺乏各种坐位姿势的交替	变换坐姿(44 页)
未能改变姿势	变换姿势(45 页)
习惯性静态姿势	动态坐站(46 页)
颈椎前伸促进胸椎过度屈曲	下颌后缩活动(62 页)
由于坐位上躯干倾斜向后导致肌肉不平衡以及前侧肌肉链不成比例的张力	坐位时上躯干保持平衡(23 页)

导航图 13——腹部

引起症状或功能障碍潜在的功能性因素	检查和训练
由于缺少膈运动导致腹部器官活动不足	腹式呼吸(42 页)
懒散姿势导致对腹部器官的压迫	脊柱中立位曲度(12 页)
胸椎伸展不足导致对腹部器官压迫	胸廓伸展活动(65 页)
膈肌和腹部器官过度活动	旋转活动(78 页)
由于两膝和两足间距不足导致懒散坐姿	坐位时双膝、双踝间距(26 页)
腹部张力可通过放松舌部来解决	放松舌部(35 页)
由于下颌紧张导致腹部张力	放松下颌(37 页)
由于习惯性保持下唇上提导致腹部张力	放松下唇(38 页)
腹肌张力可通过放松肩部来解决	放松肩部(40 页)
由于在走路时脊柱扭转肌肉阻滞,引起腹肌张力	髋关节伸展(56 页)
由于功能障碍或肠道刺激导致腹部症状	耐力(108 页)
腹肌和(或)髂腰肌张力过高	背部肌群肌肉力量(104 页)
不足或不对称的腹肌力量导致腹部器官的张力或下垂	腹部和颈前侧肌群肌肉力量(103 页)
当向前倾斜时髋屈曲不足,胸腰椎屈曲,引起对腹部内容物的压迫	脊柱中立位曲度维持稳定(21 页)
腹肌和背肌之间不平衡	坐位时上躯干保持平衡(23 页)
工效学因素限制了在中立动态姿势下的交替性收缩及放松	良好姿势环境(24 页)
由于在坐位时不对称的体重分布引起躯干肌肉不平衡	坐位时双侧体重均匀分布(27 页)
由于骨盆前移导致胸椎屈曲,腹肌和盆底肌紧,引起腹压增高	站立位时上躯干保持平衡(32 页)
静态姿势的习惯	动态坐站(46 页)
未能改变姿势	变换姿势(45 页)
无法在各种坐姿之间交替	变换坐姿(44 页)
不对称的脊柱姿势导致腹肌和内脏不对称的压力	无侧屈或扭转坐位(19 页)
由于在走路时缺乏脊柱扭转,导致缺少腹部交替性的蜷曲和放松	手臂摆动(55 页)
由于不对称的足放置,导致盆底肌和髂腰肌张力不对称	双足对称坐位(11 页)

导航图 14——腰椎和臀部

引起症状或功能障碍潜在的功能性因素	检查和训练
懒散坐姿	脊柱中立位曲度(12 页)
不平衡,包括向前倾时髋屈曲不足及腰前凸不足	脊柱中立位曲度维持稳定(21 页)
工效学因素阻碍了在中立动态姿势下的交替性收缩及放松	良好姿势环境(24 页)
由于双膝和双足间距不足引起懒散坐姿	坐位时双膝、双踝间距(26 页)
由于胸椎伸展减少导致腰椎过伸	胸廓伸展活动(65 页)
腹肌张力过高	
由于髋伸展减少引起腰椎过伸、压迫、在伸髋时有向前的剪切力(站、走、仰卧位/俯卧位伸髋)	髋关节伸展活动(96 页)
由于腘绳肌短缩导致在坐位时腰椎屈曲和膝关节上抬	大腿后侧肌群柔软度(89 页)
坐骨神经活动性受限	
未能改变姿势	变换姿势(45 页)
无法在各种坐姿之间交替	变换坐姿(44 页)
习惯性静态姿势	动态坐站(46 页)
胸式呼吸导致膈肌收缩和(或)张力过高	腹式呼吸(42 页)
由于梨状肌收缩或过高张力引起对坐骨神经的侵犯	臀部肌群柔软度(85 页)
在坐位时腰椎屈曲来代偿短缩的髋伸肌	
股直肌收缩或张力过高引起单侧或双侧髋伸展减少	大腿前侧肌群柔软度(99 页)
提举活动时腰椎屈曲	提举技巧(82 页)
不足或不对称的腹肌力量引起腰椎不稳定或过伸	腹部和颈前侧肌群肌肉力量(103 页)
不足或不对称的背肌力量导致椎体稳定性不足或脊柱扭转	背部肌群肌肉力量(104 页)
硬脑膜及腰骶丛限制性神经动力学	下肢、背部和脑神经活动(87 页)
脊柱扭转活动度受限或髋内旋缺乏	旋转活动(78 页)
由于座位太低导致在坐位时腰椎后凸	座椅高度(25 页)
由于在坐位时不对称的体重分布导致不均匀的脊柱负荷	坐位时双侧体重均匀分布(27 页)
由于上躯干太靠前或太靠后,引起脊柱肌肉不平衡	坐位时上躯干保持平衡(23 页)
由于骨盆太向前或太向后移位,引起脊柱肌肉不平衡	站立位时上躯干保持平衡(32 页)
不对称的脊柱姿势导致脊柱不对称的负荷	无侧屈或扭转坐位(19 页)
坐起时未先向一侧翻身	坐起(51 页)
髋伸展不足引起在走路时动力学链的阻碍	髋关节伸展(56 页)
走路时缺少脊柱扭转	手臂摆动(55 页)
腰椎屈曲代偿屈髋不足	髋关节屈曲活动(84 页)
由于不对称的足放置引起骶髂关节和腰椎不对称的压力	双足对称坐位(11 页)
后部肌肉链张力过高:腿-髋-腰椎	腓肠肌柔软度(91 页)
小腿三头肌柔软度不足引起在走路和站立位时髋外旋	
由于髋内收肌张力高引起同侧重心转移及在耻骨联合和骶髂关节的剪切负荷	大腿内侧肌群柔软度(94 页)
由于缺少良好的运动控制,引起协调不足、萎缩和(或)髋及躯干肌肉的张力过高	平衡(53 页)
由于背肌或筋膜缺乏柔软度导致腰椎过度屈曲活动度	背部肌群柔软度(68 页)
由于在站立位时不对称的体重分布引起对骶髂关节和腰椎不均匀的压力	站立位时双侧体重均匀分布(28 页)
当支持面太狭窄,导致腰椎、髋和盆底肌张力过高	站立位双足间距(27 页)

导航图 15——骶髂关节

引起症状或功能障碍潜在的功能性因素	检查和训练
股直肌紧对髂骨有向前的拉力,尤其是这个拉力在双侧不对等	大腿前侧肌群柔软度(99 页)
骶髂关节受到压迫及髂腰肌紧引起骨盆向前扭转,尤其张力在双侧不对等时发生	髋关节伸展活动(96 页)
由于在坐位时不对称的足放置导致对骶髂关节不对称的压力	双足对称坐位(11 页)
由于懒散坐姿导致骶髂关节缺乏肌肉的稳定性	脊柱中立位曲度(12 页)
跷二郎腿(交叉腿)导致骶髂关节扭转	坐位时双膝、双踝间距(26 页)
骶髂关节的压力来自髂腰肌的高张力,由于坐位下双膝靠得太近导致	
在坐位时不对称的体重分布导致不对称的骶髂关节负荷	坐位时双侧体重均匀分布(27 页)
由于胸椎伸展减少导致腰椎过伸	胸廓伸展活动(65 页)
腹肌高张力	
腘绳肌对坐骨结节的拉力,尤其是这个拉力在双侧不对等	大腿后侧肌群柔软度(89 页)
骶髂关节过度活动来代偿缺乏的髋屈曲	
由于梨状肌张力导致骶骨错位	臀部肌群柔软度(85 页)
骶髂关节过度活动来代偿减少的髋内旋	
在向前倾和向后倾时,由于缺少肌肉稳定性导致骶髂关节过度活动	脊柱中立位曲度维持稳定(21 页)
由于在站立位时不对称的体重分布引起对骶髂关节不对称的压力	站立位时双侧体重均匀分布(28 页)
静态姿势导致对骶髂关节的压力	动态坐站(46 页)
由于骨盆向前侧移,导致肌肉不平衡及骶髂关节非中立位姿势	站立位时上躯干保持平衡(32 页)
由于不足或不对称的腹肌力量导致腰椎不稳定及过伸	腹部和颈前侧肌群肌肉力量(103 页)
由于坐起时没有先向一侧翻身导致骶髂关节的过度压力	坐起(51 页)
骶髂关节的阻碍和(或)梨状肌紧	旋转活动(78 页)
由于不足或不对称的背肌力量导致骶髂关节不稳定或扭转	背部肌群肌肉力量(104 页)
由于缺乏髋伸展引起在走路时动力学链的阻碍	髋关节伸展(56 页)
工效学因素限制了在中立、动态姿势下的交替性收缩及放松	良好姿势环境(24 页)
未能改变姿势	变换姿势(45 页)
由于不对称脊柱姿势导致骶髂关节压力不均匀	无侧屈或扭转坐位(19 页)
无法在各种坐姿之间交替	变换坐姿(44 页)
在走路时缺乏脊柱扭转	手臂摆动(55 页)
由于坐在较低的座位引起腰椎屈曲	座椅高度(25 页)
由于髋内收肌柔软度不足引起同侧重心转移及在耻骨联合和骶髂关节的剪切负荷	大腿内侧肌群柔软度(94 页)
躯干肌肉不平衡,当在坐着时上躯干太靠前或太靠后	坐位时上躯干保持平衡(23 页)
骶髂关节紧可以通过重复、循环、交替及对称的运动来解决	耐力(108 页)
当支持面太狭窄,导致腰椎、髋和盆底肌张力过高	站立位双足间距(27 页)
盆底和躯干肌肉的张力可以通过腹式呼吸来解决	腹式呼吸(42 页)
由于屈髋活动度过大引起骶髂关节活动度过大	髋关节屈曲活动(84 页)
由于提举技巧伴随过多腰骶屈曲,导致过度的骶髂压力	提举技巧(82 页)
由于限制性神经动力学在硬脑膜及腰骶神经丛,导致骶髂肌肉紧	下肢、背部和脑神经活动(87 页)
后部肌肉链的过高张力:腿-髋-腰椎	腓肠肌柔软度(91 页)
小腿三头肌柔软度不足导致在走路和站立位时髋过度外旋姿势	
由于背部肌肉筋膜缺乏柔软度导致腰骶屈曲活动度不足	背部肌群柔软度(68 页)
缺乏协调性,或髋和躯干肌肉张力过高	平衡(53 页)
骶髂关节紧可以通过放松肩部来解决	放松肩部(40 页)
骶髂关节紧可以通过放松下颌来解决	放松下颌(37 页)
骶髂关节紧可以通过放松舌部来解决	放松舌部(35 页)
由于保持下唇上提的习惯,引起骶髂关节紧	放松下唇(38 页)

导航图 16——大腿外侧

引起症状或功能障碍潜在的功能性因素	检查和训练
股外侧皮神经在肌腔隙受到压迫及由于骨盆前移导致阔筋膜张肌紧	站立位时上躯干保持平衡(32 页)
阔筋膜张肌和髂腰肌缺乏柔软度	髋关节伸展活动(96 页)
股外侧皮神经在肌腔隙受到压迫	
髂腰肌紧来平衡在坐位时上躯干向后倾斜的力矩	坐位时上躯干保持平衡(23 页)
由于在坐位时保持足跟上提的习惯,导致髂腰肌紧张	坐位时双侧体重均匀分布(27 页)
习惯性负重腿侧髋关节和阔筋膜的过度负荷	站立位时双侧体重均匀分布(28 页)
大腿前部和阔筋膜张肌前部柔软度不足	大腿前侧肌群柔软度(99 页)
屈髋肌、盆底肌和腹肌的张力可以通过腹式呼吸来解决	腹式呼吸(42 页)
较差的提举技巧导致神经受压,不管是外周的肌腔隙还是中央的腰椎间盘	提举技巧(82 页)
工效学因素限制中立动态姿势下的交替性收缩及放松	良好姿势环境(24 页)
腰椎屈曲、腹股沟的压力及座位较低导致髂腰肌张力过高	座椅高度(25 页)
坐位时跷二郎腿导致骶髂关节的扭转和髂腰肌紧	坐位时双膝、双踝间距(26 页)
在坐位时的静态姿势导致腰椎和髋关节的过度负荷	变换坐姿(44 页)
未能改变姿势导致腰椎和髋关节的过度负荷	变换姿势(45 页)
静态坐姿和站姿导致腰椎和髋关节的过度负荷	动态坐站(46 页)
由于缺少髋伸展引起的在行走时动力学链的阻碍	髋关节伸展(56 页)
坐起来时未先向一侧翻身导致对骶髂关节和腰椎的压力	坐起(51 页)
臀肌紧导致阔筋膜和髋关节的过度负荷	臀部肌群柔软度(85 页)
由于髋内收肌柔软度不足导致髋关节功能障碍	大腿内侧肌群柔软度(94 页)

导航图 17——大腿前部

引起症状或功能障碍潜在的功能性因素	检查和训练
大腿前侧肌群缺乏柔软度	大腿前侧肌群柔软度(99 页)
由于骨盆前移引起的对腹股沟及髋关节的刺激	站立位时上躯干保持平衡(32 页)
膝伸肌紧导致坐位下不对称的体重分布	坐位时双侧体重均匀分布(27 页)
增加股直肌及缝匠肌的张力来平衡上躯干向后倾斜的力矩	坐位时上躯干保持平衡(23 页)
髋屈肌缺乏柔软度	髋关节伸展活动(96 页)
由于缺少髋伸展引起的在行走时动力学链的阻碍	髋关节伸展(56 页)
增加股直肌及缝匠肌的张力来保持骨盆直立,尽管是在坐位内收大腿的体位下	坐位时双膝、双踝间距(26 页)
增加股直肌及缝匠肌的张力来保持骨盆直立,尽管座位较低	座椅高度(25 页)
由于骶髂关节功能障碍引起的股直肌及缝匠肌张力过高	旋转活动(78 页)
工效学因素阻碍了在中立动态姿势下的交替性收缩及放松	良好姿势环境(24 页)
由于腓肠肌柔软度受限导致踝背伸受限,引起的在步行和站立位下股四头肌功能障碍	腓肠肌柔软度(91 页)
由于骶髂关节功能障碍或为了在坐位下保持骨盆直立,引起的股四头肌及缝匠肌张力增高,尽管臀部柔软度不足	臀部肌群柔软度(85 页)
由于骶髂关节功能障碍或为了代偿腘绳肌柔软度不足引起的股直肌及缝匠肌张力增高	大腿后侧肌群柔软度(89 页)
习惯性负重侧的股四头肌过度使用	站立位时双侧体重均匀分布(28 页)
髋、膝的过度使用及体位改变下大腿肌肉(被动)不足	变换姿势(45 页)
由于骶髂关节功能障碍或从坐站起时两脚的摆放或在椅子下勾脚引起的大腿肌张力增高	双足对称坐位(11 页)
由于髋内收肌柔软度不足引起的骶髂关节功能障碍	大腿内侧肌群柔软度(94 页)
髋屈肌、盆底肌或腹肌的紧张,可通过腹式呼吸来解决	腹式呼吸(42 页)
由于在站立位及坐位静态姿势引起的髋、膝关节及大腿肌肉的过度使用	动态坐站(46 页)
由于在坐位姿势下缺少姿势变化引起的髋、膝关节及大腿肌肉不对称的使用	变换坐姿(44 页)

导航图 18——大腿内侧

引起症状或功能障碍潜在的功能性因素	检查和训练
髋内收肌柔软度不足	大腿内侧肌群柔软度(94 页)
坐位下伴随两膝靠得太近	坐位时双膝、双踝间距(26 页)
由于髂腰肌紧导致髋内收肌张力过高或短缩	髋关节伸展活动(96 页)
由于骶髂关节功能障碍引起髋内收肌紧张	大腿前侧肌群柔软度(99 页)
在坐位时不对称的体重分布导致髋内收肌紧张	坐位时双侧体重均匀分布(27 页)
由于在站立位时重心总是在同一条腿上引起骶髂关节功能障碍	站立位时双侧体重均匀分布(28 页)
由于骶髂关节功能障碍或一个姿势下伴随不对称的髋外展或内收,引起的 髋内收肌紧张	双足对称坐位(11 页)
由于髋屈肌和内收肌紧张引起的在行走时动力学链的阻碍	髋关节伸展(56 页)
腓肠肌柔软度不足引起在步行时髋过度外旋	腓肠肌柔软度(91 页)
由于腘绳肌柔软度不足腰椎过度前屈代偿,导致对闭孔神经的刺激	大腿后侧肌群柔软度(89 页)
由于臀部肌肉柔软度不足腰椎过度前屈代偿,导致对闭孔神经的刺激	臀部肌群柔软度(85 页)

导航图 19——大腿后侧

引起症状和功能障碍潜在的功能性因素	检查和训练
坐骨神经的限制性神经动力学或腿后肌群的柔软度不足	大腿后侧肌群柔软度(89 页)
硬脑膜或坐骨神经的限制性神经动力学	下肢、背部和脑神经活动(87 页)
腰椎前凸稳定性不足导致大腿后部的肌肉和神经功能障碍	脊柱中立位曲度维持稳定(21 页)
错误的提举技巧导致腰椎间盘和骶髂关节的功能障碍以及随后的肌肉或大腿后侧 肌肉的神经刺激	提举技巧(82 页)
坐位下腰椎弯曲导致腰椎不稳定或大腿后侧柔软度不足	脊柱中立位曲度(12 页)
髋关节屈曲不足导致腰椎不稳定或腿后肌群柔软度不足	髋关节屈曲活动(84 页)
臀肌活动性不足导致腰椎不稳定和梨形肌下的坐骨神经卡压	臀部肌群柔软度(85 页)
高张力后肌链:大腿-髋-腰椎	腓肠肌柔软度(91 页)
髋关节伸展缺失导致步行时的闭锁动力学链	髋关节伸展(56 页)
伸髋缺失导致腰椎、骶髂关节、髋关节或膝关节的功能障碍	髋关节伸展活动(96 页)
大腿前侧柔软度不足导致腰椎、骶髂关节、髋关节或膝关节的功能障碍	大腿前侧肌群柔软度(99 页)
坐起时没有立刻弯向一边导致腰椎间盘处的坐骨神经根刺激	坐起(51 页)
错误体位改变导致腰椎、髋关节和膝关节过度负荷	变换姿势(45 页)
坐位下体位改变缺乏导致腰椎、髋关节和膝关节过度负荷	变换坐姿(44 页)
静态下的站立位和坐位姿势导致腰椎、髋关节和膝关节过度负荷	动态坐站(46 页)
不对称的膝关节和髋关节角度导致骶髂关节和腿后肌群不对称的压力	双足对称坐位(11 页)

导航图 20——膝

引起症状或功能障碍潜在的功能性因素	检查和训练
大腿前侧肌群柔软度不足导致髌股关节接触面压力增大或错位	大腿前侧肌群柔软度(99 页)
大腿后侧肌群柔软度不足导致髌股关节压力增大或错位	大腿后侧肌群柔软度(89 页)
筋膜和髂胫束的柔软度不足或步行时过度髋外旋导致髌骨偏侧化	旋转活动(78 页)
小腿灵活性不足引起步行时过度髋外旋导致胫股关节和髌股关节功能障碍	腓肠肌柔软度(91 页)
坐得太低导致髌股关节接触面压力增大	座椅高度(25 页)
姿势体位改变不足导致膝关节软骨功能障碍	变换姿势(45 页)
髋关节伸展活动不足导致在站立位阶段结束时阻断膝关节生理运动	髋关节伸展活动(96 页)
臀部肌群柔软度不足导致过度髋外旋步态	臀部肌群柔软度(85 页)
如膝关节在站立位阶段外翻时膝关节控制会不足	平衡(53 页)
由于提起脚跟使支撑和平衡的基部减小时,提起脚跟中的膝盖控制不足	提举技巧(82 页)
由于髋关节伸展不足,在站立位阶段结束时阻断了膝关节生理运动	髋关节伸展(56 页)
坐位时两膝间距离不足导致髌骨偏侧化	坐位时双膝、双踝间距(26 页)
前骨盆移位导致膝关节过伸	站立位时上躯干保持平衡(32 页)
坐位时交叉腿导致膝关节上内翻的压力	双足对称坐位(11 页)
静态的站位和坐位姿势导致软骨、半月板和肌肉营养不足	动态坐站(46 页)
当试图支撑倾斜得过于向后的上躯干时股直肌紧张收缩进而导致髌股接触压力增加	坐位时上躯干保持平衡(23 页)
使膝关节在习惯性负重的大腿过度负荷	站立位时双侧体重均匀分布(28 页)
站姿过宽导致膝关节外翻的压力和胫骨内旋	站立位双足间距(27 页)
同侧臂的反转不足导致在站立位阶段结束时股骨在胫骨上过度外旋	手臂摆动(55 页)
人体工程学因素是防止膝关节的中性动态姿势	良好姿势环境(24 页)
当向前倾时缺乏髋屈曲导致大腿后侧肌群柔软度不足	脊柱中立位曲度维持稳定(21 页)
坐骨神经的限制性神经动力学导致紧张性髋伸展和膝屈曲	下肢、背部和脑神经活动(87 页)
坐位下腰椎弯曲导致腘绳肌缩短	脊柱中立位曲度(12 页)
坐位下不对称的负重导致膝关节上不对称的压力	坐位时双侧体重均匀分布(27 页)

导航图 21——下肢外侧

引起症状和功能障碍潜在的功能性因素	检查和训练
缺乏脚趾和足屈伸的灵活性(胫骨前肌、指伸肌、踇长伸肌、趾长伸肌)	大腿前侧肌群柔软度(99 页)
过度踝背屈者通常习惯上在同侧承受更大的重量或将重量移动过远到脚跟	站立位时双侧体重均匀分布(28 页)
在站立位阶段距下关节过度内旋或当小腿灵活性不足需蹲位去代偿时	腓肠肌柔软度(91 页)
坐位引起脚趾和足的屈伸或引起重量的不对称分布	坐位时双侧体重均匀分布(27 页)
必须通过蹲下时背屈肌的过度紧张来补偿踝关节背屈肌力不足	提举技巧(82 页)
髋关节伸展不足导致在站立位阶段末期缺乏胫骨外旋	髋关节伸展(56 页)
髋关节伸展活动性降低导致在站立位阶段末期缺乏胫骨外旋	髋关节伸展活动(96 页)
背屈肌紧张性收缩增加是为了平衡向后倾斜的上躯干的转矩	坐位时上躯干保持平衡(23 页)
紧张背屈肌以补偿在行走时缺乏生理性扭转	手臂摆动(55 页)
在站立位阶段,距下关节由于缺乏平衡而过度内旋导致胫骨前肌紧张	平衡(53 页)
当髋屈肌不得不补偿由座椅过低产生的髋伸展扭矩时,背屈肌产生协同张力	座椅高度(25 页)
当髋屈肌不得不收缩补偿由于交叉腿的坐姿产生的髋伸展扭矩时,背屈肌产生协同张力	双足对称坐位(11 页)
当步行时髋关节外旋紧张收缩胫骨前肌,以防止距下关节内旋的增加	臀部肌群柔软度(85 页)
静态的紧张收缩导致背屈肌血液循环不足	动态坐站(46 页)
紧张收缩胫骨前肌以防止增加由过度宽广的站位引起的内旋	站立位双足间距(27 页)

导航图 22——小腿后侧

引起症状和功能障碍潜在的功能性因素	检查和训练
紧绷小腿肌肉	腓肠肌柔软度(91 页)
坐骨神经的限制性神经动力学导致小腿肌肉紧张和疼痛	下肢、背部和脑神经活动(87 页)
腰椎间盘功能障碍和坐骨神经黏附腘绳肌导致坐骨神经的神经动力学减少	大腿后侧肌群柔软度(89 页)
静态的站姿和坐姿导致小腿肌肉和静脉的过度负荷	动态坐站(46 页)
髋关节伸展不足导致在站立位阶段阻断生理性步态	髋关节伸展(56 页)
臀肌柔软度不足导致髋关节过度外旋的步态	臀部肌群柔软度(85 页)
由于错误的搬运方法引起腰椎间盘处坐骨神经的刺激导致小腿肌肉紧张和疼痛	提举技巧(82 页)
由髋关节伸展不足引起在站立位阶段阻断生理性步态	髋关节伸展活动(96 页)
坐位下不对称的重量分布导致小腿肌肉不对称紧张收缩	坐位时双侧体重均匀分布(27 页)
手臂摆动不足导致在站立位阶段的非生理性步态	手臂摆动(55 页)
在惯常负重的腿上,小腿肌肉会过度使用	站立位时双侧体重均匀分布(28 页)
过度宽度的站姿导致距下关节内旋	站立位双足间距(27 页)
体位改变不能导致小腿肌肉和静脉的单侧压力	变换姿势(45 页)
懒散坐姿导致腰椎、梨状肌和腘绳肌处的坐骨神经刺激	脊柱中立位曲度(12 页)
当向前倾斜时缺乏腰椎稳定性导致腰椎、梨状肌和腘绳肌处的坐骨神经刺激	脊柱中立位曲度维持稳定(21 页)
习惯性把重心向前倾斜得太多导致小腿肌肉紧绷	站立位时上躯干保持平衡(32 页)
过高或过低的座椅会阻碍来自小腿的静脉回流	座椅高度(25 页)

导航图 23——足

引起症状或功能障碍潜在的功能性因素	检查和训练
腓肠肌柔软度不足引起足弓上的压力	腓肠肌柔软度(91 页)
变换姿势减少引起足弓上静态的压力	变换姿势(45 页)
不恰当的提举技巧引起 L4–S2 腰椎间盘处神经根的刺激	提举技巧(82 页)
静态的站姿和坐姿引起足弓上的压力	动态坐站(46 页)
惯常负重的腿的足部肌肉和足部关节上过度的压力	站立位时双侧体重均匀分布(28 页)
过度宽度的站姿引起足内旋	站立位双足间距(27 页)
在站立位阶段平衡反应不足引起足弓和足部肌肉过度负荷	平衡(53 页)
在行走时增加髋关节外旋,同时由于缺乏臀部肌群柔软度而使横弓过度负荷	臀部肌群柔软度(85 页)
髋关节伸展不足引起在站立位阶段时阻碍生理性步态	髋关节伸展(56 页)
髋关节伸展不足引起在站立位阶段时阻碍生理性步态	髋关节伸展活动(96 页)
缺乏背屈灵活性(胫骨前肌、指伸肌、踇长伸肌、趾长伸肌)	大腿前侧肌群柔软度(99 页)
手臂摆动缺失引起在站立位阶段时非生理性步态	手臂摆动(55 页)
坐位下不对称的负重导致足部肌肉不对称紧张收缩	坐位时双侧体重均匀分布(27 页)
非中性的脚放置导致足部功能障碍	双足对称坐位(11 页)
把身体的重心移得太过向前或向后引起足部功能障碍	坐位时上躯干保持平衡(23 页)
由于座位过低引起的过度踝背伸导致足的内旋应力	座椅高度(25 页)
防止脚在交替负重时的中性动态姿势符合人体工程学的因素	良好姿势环境(24 页)
坐骨神经的限制性神经动力引起足部紧张和疼痛	下肢、背部和脑神经活动(87 页)

导航图 24——颈椎：放射到上肢和手

引起症状或功能障碍潜在的功能性因素	检查和训练
头向前的坐姿	脊柱中立位曲度(12 页)
胸廓伸展活动性减少引起颈椎过伸	胸廓伸展活动(65 页)
限制性颈椎回缩运动	下颌后缩活动(62 页)
胸式呼吸引起肩部和颈部肌肉张力过高	腹式呼吸(42 页)
肩部提肌的张力高	放松肩部(40 页)
不对称的脊柱姿势引起的脊柱上的非对称压力	无侧屈或扭转坐位(19 页)
当向前倾斜时头部向前以代偿髋关节屈曲不足	脊柱中立位曲度维持稳定(21 页)
臂丛的限制性神经动力学引起肩部提肌和牵引肌的张力高	上肢神经活动(73 页)
胸肌紧绷引起肩部牵引肌和臂丛活动性减少或胸椎伸展不足	旋转活动(78 页)
高张力肌肉链：手屈肌–肘屈肌–肩部牵引肌	指屈肌群柔软度(72 页)
防止紧张和放松交替的中性动态姿势符合人体工程学的因素	良好姿势环境(24 页)
通过不对称的颈椎张力补偿的限制性眼动	眼肌协调(57 页)
下颌肌肉紧张导致颈部肌肉紧张	放松下颌(37 页)
颈部肌肉张力是由将舌头向前推得远或其接触牙齿的一侧的习惯所引起的	放松舌部(35 页)
颈部肌肉张力与习惯性提起下唇有关	放松下唇(38 页)
习惯性静态姿势	动态坐站(46 页)
限制性硬脑膜神经动力学	下肢、背部和脑神经活动(87 页)
无法变换姿势	变换姿势(45 页)
常规肩关节凸出以补偿盂肱关节缺乏内旋	肩部活动(69 页)
弱肩胛牵引肌引起的习惯性肩凸起	肩胛带和肱三头肌肌肉力量(106 页)
后背肌肉力量不足或不对称引起脊柱稳定性不足或脊柱扭转	背部肌群肌肉力量(104 页)
紧张颈伸展肌和低张性颈屈肌之间不平衡	腹部和颈前侧肌群肌肉力量(103 页)
肌肉不平衡和由前骨盆移位产生的非中性颈椎姿势	站立位时上躯干保持平衡(32 页)
坐位下上躯干倾斜得太靠前或太靠后引起躯干肌肉不平衡	坐位时上躯干保持平衡(23 页)
行走时缺乏脊柱扭转	手臂摆动(55 页)
髋关节伸展不足导致站立位时过度的脊柱 S 形曲度	髋关节伸展活动(96 页)
懒散坐姿是由于座位太低	座椅高度(25 页)
懒散坐姿是由于两膝之间的距离不足	坐位时双膝、双踝间距(26 页)
在坐着时由于不对称的重量分布导致颈椎上的不对称应力	坐位时双侧体重均匀分布(27 页)
缺少各种坐姿之间的交替改变	变换坐姿(44 页)
限制性腘绳肌柔软度导致懒散坐姿	大腿后侧肌群柔软度(89 页)

导航图 25——腰椎：放射到下肢和足

引起症状或功能障碍潜在的功能性因素	检查和训练
伴随腰椎屈曲地坐	脊柱中立位曲度(12 页)
伴随腰椎屈曲地提起东西	提举技巧(82 页)
坐起时没有立刻翻向一边	坐起(51 页)
腘绳肌柔软度缺乏导致在坐着和提起时腰椎屈曲,坐骨神经与腘绳肌黏附 　导致坐骨神经的限制性神经动力学	大腿后侧肌群柔软度(89 页)
短缩和高张力的梨状肌导致坐骨神经的冲击和限制性神经动力学	臀部肌群柔软度(85 页)
硬脑膜或腰骶丛的限制性神经动力学	下肢、背部和脑神经活动(87 页)
屈髋肌拉紧导致过度伸展、压缩和前剪切负荷在伸髋的腰椎上	髋关节伸展活动(96 页)
高张力后侧肌肉链:大腿–髋–腰椎	腓肠肌柔软度(91 页)
腓肠肌柔软度缺乏的肌肉限制导致在行走和站立位时髋外旋的姿势	
单侧或双侧牵拉股骨上的短或高伸直肌,尤其在伸髋屈膝的姿势下	大腿前侧肌群柔软度(99 页)
胸椎伸展活动性不足导致在站立位时腰椎过伸	胸廓伸展活动(65 页)
腹部肌肉弱	
无法变换姿势	变换姿势(45 页)
缺少各种坐姿之间的交替变换	变换坐姿(44 页)
习惯性静态姿势	动态坐站(46 页)
在负重和不负重交替下防止一个中性动态姿势符合人体工程学因素	良好姿势环境(24 页)
后背肌肉力量不足和不对称导致椎体稳定不足和椎骨扭转	背部肌群肌肉力量(104 页)
腹部肌肉力量不足导致椎体稳定性不足和腰椎过伸	腹部和颈前侧肌群肌肉力量(103 页)
背部肌肉和筋膜的柔软度不足	背部肌群柔软度(68 页)
胸式呼吸导致膈肌紧张	腹式呼吸(42 页)
站立位时前骨盆移位导致腰椎过伸	站立位时上躯干保持平衡(32 页)
骶髂关节和后腰椎间盘的高活动性代偿向前倾斜时缺乏髋关节屈曲	脊柱中立位曲度维持稳定(21 页)
懒散坐姿是由于座位太低	座椅高度(25 页)
懒散坐姿是由于两膝之间的距离不足	坐位时双膝、双踝间距(26 页)
限制的扭转活动性	旋转活动(78 页)
髋关节屈曲不足导致腰椎屈曲	髋关节屈曲活动(84 页)
当坐位时由于不对称的重量分布导致不对称的负荷作用于脊柱	坐位时双侧体重均匀分布(27 页)
由于髋关节伸展不足导致行走时生理动力学链封锁	髋关节伸展(56 页)
不对称的脊柱姿势导致不对称的压力作用于脊柱	无侧屈或扭转坐位(19 页)
由于上躯干倾斜太过于靠前或靠后导致脊柱稳定肌群的不平衡	坐位时上躯干保持平衡(23 页)
由于缺乏手臂摆动导致行走时缺少脊柱的反转	手臂摆动(55 页)
上肢神经动力学受限同时阻碍了腰椎和大腿神经的神经动力学	上肢神经活动(73 页)

导航图 26——椎体的扭转或活动不足

C0–C5 椎体扭转或活动不足

引起症状或功能障碍潜在的功能性因素	检查和训练
由于习惯性地将舌头伸得太靠前或靠向侧边触碰到牙齿导致颈部肌肉紧张	放松舌部(35 页)
下颌肌肉紧张导致颈部肌肉紧张	放松下颌(37 页)
肩胛上提肌群高张力	放松肩部(40 页)
由于胸式呼吸导致肩胛和颈部肌群高张力	腹式呼吸(42 页)
限制性硬脊膜动力学因素导致颈部伸肌高张力以及韧带紧张,硬膜附着到椎骨	下肢、背部和脑神经活动(87 页)
驼背坐导致椎体上肌肉稳定性不足	脊柱中立位曲度(12 页)
由于习惯性地上抬下唇导致颈部肌肉紧张	放松下唇(38 页)
扭转姿势导致椎体扭转	无侧屈或扭转坐位(19 页)
限制中立动态姿势的动力学因素	良好姿势环境(24 页)

C6–T3 椎体扭转或活动不足(颈胸结合处)

引起症状或功能障碍潜在的功能性因素	检查和训练
胸肌柔软度不足导致肩胛前伸	旋转活动(78 页)
由于胸椎后伸不足导致颈椎过伸	胸廓伸展活动(65 页)
同侧颈椎肌肉高张力以及拉扯到附着在椎间孔的活动性不足的神经	上肢神经活动(73 页)
限制性硬脊膜动力学因素导致颈部伸肌高张力以及韧带紧张,硬膜附着到椎骨	下肢、背部和脑神经活动(87 页)
扭转姿势导致椎体扭转	无侧屈或扭转坐位(19 页)
坐位下头前倾姿势	脊柱中立位曲度(12 页)
在负重和不负重交替下防止一个中性动态姿势符合人体工程学因素	良好姿势环境(24 页)
由于胸式呼吸导致肩胛和颈部肌群高张力	腹式呼吸(42 页)
肩胛上提肌群高张力	放松肩部(40 页)
下颌肌肉紧张导致颈部肌肉紧张	放松下颌(37 页)
由于习惯性地将舌头伸得太靠前或靠向侧边触碰到牙齿导致颈部肌肉紧张	放松舌部(35 页)
由于习惯性地上抬下唇导致颈部肌肉紧张	放松下唇(38 页)

T6–T10 椎体扭转或活动不足(女性胸衣系带处或稍上)

引起症状或功能障碍潜在的功能性因素	检查和训练
胸式或异常呼吸时膈肌张力增高	腹式呼吸(42 页)
脊椎肌群稳定性不充分导致懒散坐姿	脊柱中立位曲度(12 页)
椎体扭转导致姿势扭转	无侧屈或扭转坐位(19 页)

腰椎扭转或活动

引起症状或功能障碍潜在的功能性因素	检查和训练
懒散姿势引起椎骨肌肉的稳定性不足	脊柱中立位曲度(12 页)
扭转姿势导致椎骨扭转	无侧屈或扭转坐位(19 页)
防止中性动态姿势符合人体工程学因素	良好姿势环境(24 页)
倾斜时椎骨肌肉的稳定性不足	脊柱中立位曲度维持稳定(21 页)
骶髂关节不齐引起椎骨扭转	大腿前侧肌群柔软度(99 页)
骶髂功能障碍或 L1–L5 上紧张的腰肌直接牵伸导致椎骨扭转	髋关节伸展活动(96 页)

第 **13** 章

测量+计划+交流

13.1 如何衡量检查目标的进展

姿势、放松、运动和协调 主观估计患者每天为了达到目标而锻炼的时间占全天的百分比(除去睡眠时间)。

腹部和背部肌肉力量 演示时,可多次重复,动作缓慢、平稳,无震颤、疼痛或较大用力。

肩胛带和肱三头肌肌肉力量 维持稳定姿势数秒,无震颤、疼痛或较大用力。

耐力 每周耐力训练时,平均每次能达到心率120 次/分,且此时个体感觉舒适。

活动 用指宽(图 13.1 至图 13.3)或厘米尺(图13.4 至图 13.12)测量检查目标的距离。

13.1.1 指宽测量

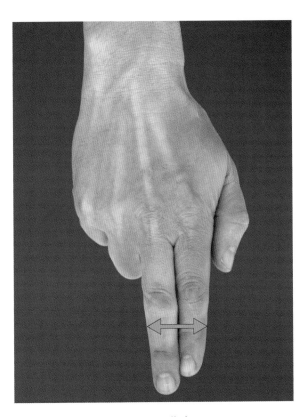

图 13.1 两指宽。

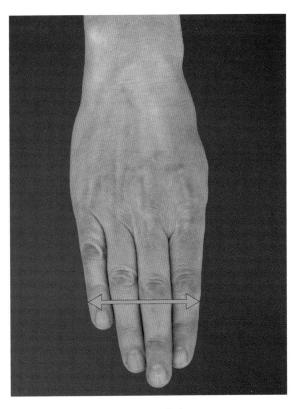

图 13.2 四指宽。

149

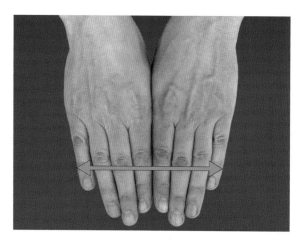

图 13.3   八指宽。

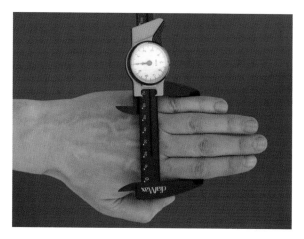

图 13.5   用卡尺测量手指宽度。

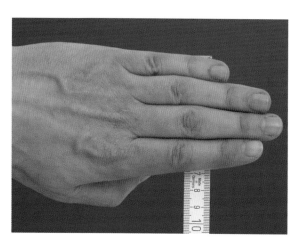

图 13.4   用尺子测量指宽。

13.1.2 用厘米尺测量

用厘米尺测量存在两种情况。

用手指测量   通过手指宽度测量检查目标的距离后,治疗师读出尺子(图 13.4)或卡尺上(图 13.5)手指的宽度。

用折尺测量   比较小的距离可以用由包含很多铰接部分的普通折尺测量。想要测量检查目标的距离可用如下五个特定宽度:一把典型公制两米长的折尺由十个截面组成,每个截面厚度为 3.5mm,总宽度 3.5cm。折尺末端最容易测量在于十个截面是等长的(图 13.6)。在每一段端,每两个截面被铆接在一起,于是,侧面成了一个 3.5cm 宽度的尺子,五个双截面各自有 7mm 的宽度,为了避免心算,这五个 7mm 的宽度可以尺子上做标记(图 13.7)。

为了测量,患者向检查目标移动直至感觉到紧张

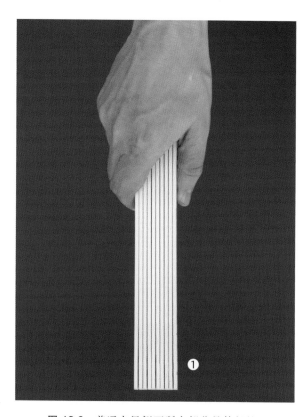

图 13.6   普通卡尺侧面所有部分是等长的。

且维持在这一姿势。如果这时仍无法达到检查目标,治疗师应估计一下到检查目标的距离,然后 180°展开折尺(图 13.8)取适合的宽度并将它放在检查目标(如墙壁)与患者身体本应触碰到检查目标的部位之间(图 13.9)。如果治疗师估计不正确,其要增加或移走适当的数量直到宽度等于检查目标与身体部位的距离。

超过 3.5cm 的距离就需要用到两个折尺。为了这个目的,将一把卡尺垂直于检查目标(如墙壁)(图

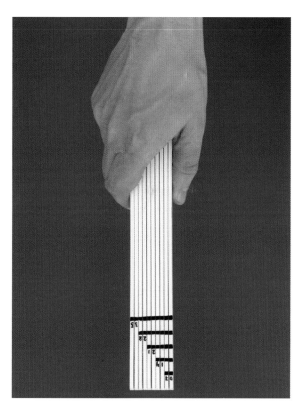

图 13.7 在卡尺侧面所分五个不同宽度上做标记。

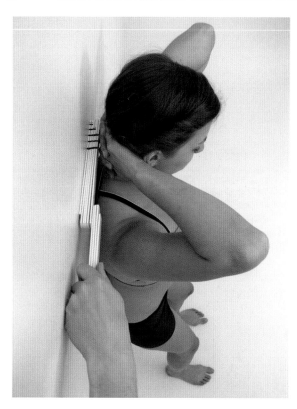

图 13.9 在胸椎伸展检查中等于手指与墙壁之间的距离,可以确定在这个例子中到检查目标的距离为 21mm。

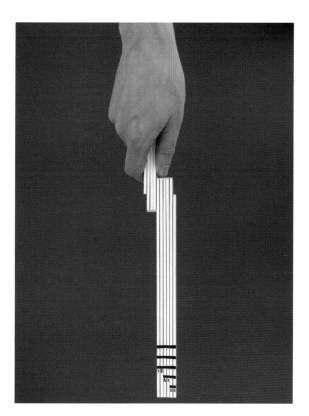

图 13.8 展开后 21mm 的宽度。

13.10)。第二把折尺呈 90°,将其放在第一把尺子之上,让呈角的部分平行于检查目标(图 13.11),将尺子锁定于 90°,这个方法尤其有效。

为了测量到检查目标的距离,治疗师将呈角卡尺沿着第二把卡尺平行移动,直到它到达患者身体本应触碰到检查目标的部位。当呈角卡尺触碰到身体部位时,就可以从第二把尺子上读出到检查目标的距离了(图 13.12)。

通常公制折尺为 3.5cm 宽度,完全展开有 2m 长。如果需要的话,也可以使用呈比例宽的特殊 3m 或 4m 的折尺。

13.2 评估脊椎对线

为了检查导航图 26(148 页)关于脊椎运动的影响,初始检查必须与每一次运动之后椎体位置和活动度的再检查进行比较。

一个快速、简单的检查脊椎位置的方法是手指呈镊状来触诊两个连续的棘突(图 13.13)。做这一检查患者要取舒适体位,坐在椅子或凳子上,前臂放松放

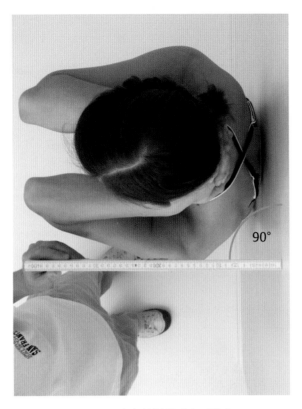

图 13.10 白色的尺子垂直于墙壁。

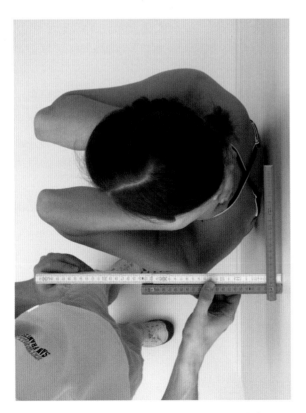

图 13.11 第二把角度为 90° 的蓝色尺子，放置在白色尺子上，使呈角部分平行于墙。

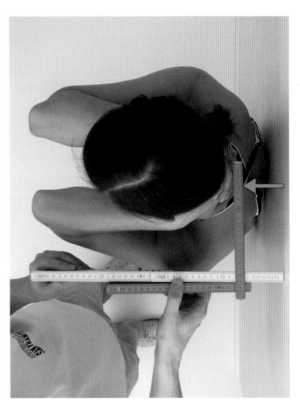

图 13.12 蓝色的角度尺等直地在白色尺子上滑动到应触碰到检查目标的身体部位，当蓝色尺子触碰到身体时，就可以在白色尺子上直接读出到检查目标的距离，在这个例子中，距离为 8cm。

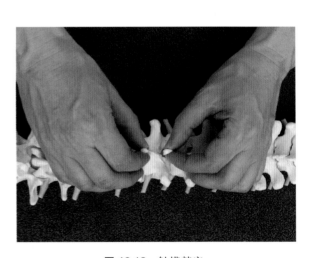

图 13.13 触摸棘突。

在前面的治疗床，再将额头放松置于前臂上（图13.14），以便让颈部肌肉放松，方便触诊棘突。如果无治疗床可用，可让患者骑跨在舒适的有靠背的椅子上，前臂放在椅子的靠背上，再将额部放在前臂上（图13.15）。

当患者处于这个体位时，治疗师可以开始触诊C2-C3棘突。在之后，按降序，C3和C4、C4和C5等直到L5-S1。在这一过程中，治疗师要用箭头标记偏离到一侧的棘突（图13.16）。

由于棘突也会歪斜，C7棘突向右偏离（图13.6），无法证明C7的椎体向左旋转。但如果C7棘突在给定的运动后与其他棘突重新对准（图13.17），同时C7区域的功能和症状有改善，那么事实上，椎体旋转是有极大可能的。C7椎体旋转到左侧还有另外一种迹象就是C7以下所有棘突都偏移到右侧（图13.18），因为这样许多后续的棘突也不可能弯曲。

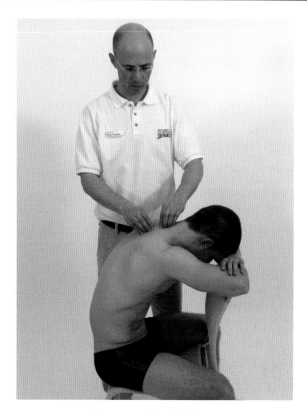

图 13.15 跨坐在椅子上。

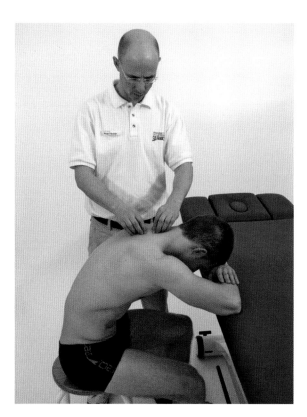

图 13.14 患者坐在椅子上，放松地趴在治疗床上。

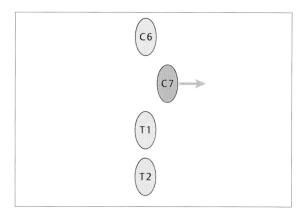

图 13.16 背侧观:C7 棘突偏向右侧。

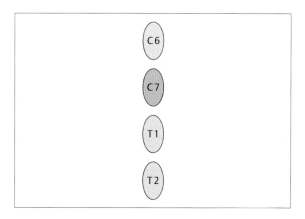

图 13.17 C7 重新对位后的对线。

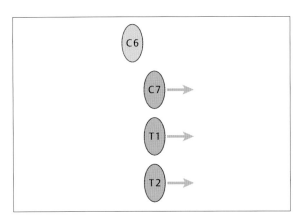

图 13.18 C7 以及 C7 以下的棘突向右侧偏移。

13.3 疼痛量表

以下 0~10 分的色阶表对于记录患者的疼痛程度有帮助(图 13.19)。其又被称为视觉模拟量表,被垂直线划分 0~10 的区域。

让患者将手指放在相对应疼痛的刻度点上,并记录相应区域的编号,以便患者不会混淆或偏向数字。应使用没有数字的刻度(图 13.20)。

记下初次评定的最小、最大和平均的疼痛值,并且在患者每次来治疗时与"上一次治疗完"相对比,可以得到一张疼痛长期发展的图片。

通过对比紧接在运动后的当前疼痛值,可以看出锻炼对疼痛的直接效果。

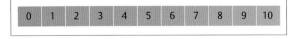

图 13.19 疼痛量表。

疼痛位于疼痛量表上哪个位置?

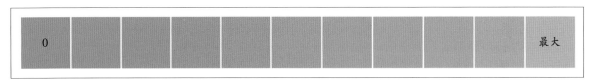

图 13.20 "0"在蓝色区域的最左边,代表"一点儿也不痛","最大"在橙色区域的最右边,代表"我所经历过的最严重的疼痛"。

13.4 患者的训练计划

可以从 www.spinal-fitness.com 下载患者的训练计划。在"治疗师、培训师、医师信息"内找到其他下载内容。

> **一份训练计划示例**
>
> 图 13.21 显示了一份训练计划示例及其如何使用。
>
> 只需选中患者应进行训练的前面方框,将已经通过的或无须进一步训练的检查前面的方框圈起来。给出已经完成的检查概况。如果有必要,可以用 A、B 或 C 给患者制订训练的优先级别。其中"A"代表最高,"B"代表中等,"C"代表相对较低级的优先级。
>
> 如果患者做更多的训练比在一天内完成更有效,也可指出训练是每天进行还是每周 3 次。除了指定每周的次数,还可以指定训练的日期(如星期一、星期三和星期五)。

脊柱健康检查 www.spinal-fitness.com

患者：　　　　　　　治疗师：　　　　　　日期：

训练：

☑ 未通过检查=训练　　　　　　　◯ 通过检查=无须训练

日常训练

姿势

B ☑ 双足对称坐位
A ☑ 脊柱中立位曲度
　☐ 无〔中性脊柱曲线对患者尤为重要，因为得"A"具有最高优先权〕
　☐ 脊柱〔……〕
　☐ 坐位〔……〕
B ☑ 良好坐〔姿环境〕
　☐ 座椅高度
　☐ 双膝、双踝间距
　☐ 坐位时双侧体重均匀分布
　☐ 站立位双足间距
　☐ 站立位时双侧体重均匀分布
　☐ 站立位时上躯干保持平衡

放松

　☐ 放松舌部
　☐ 放松下颌
　☐ 放松下唇
　☐ 放松肩部
　☐ 腹式呼吸

运动

　☐ 变换坐姿
　☐ 变换姿势
　☐ 动态坐站

协调

　☐ 坐起
　☐ 平衡
　☐ 手臂摆动
　☐ 髋关节伸展
　☐ 眼肌协调

附加训练

活动

　　　☐ 下颌后缩活动
每天 ☑ 胸廓伸展活动
　　　☐ 背部肌群柔软度
　　　☐ 肩部活动
　　　☐ 指屈肌群柔软度
每天 ☑ 上肢神经活动
星期一、星 ☑ 旋转活动
期五

〔上肢神经活动要每天训练，旋转活动只要星期一和星期五做〕

　　　☐ 〔……〕
每天 ☐ 大腿后侧肌群柔软度
　　　☐ 腓肠肌柔软度
　　　☐ 大腿内侧肌群柔软度
　　　☐ 髋关节伸展活动
　　　☐ 大腿前侧肌群柔软度

力量

　☐ 腹部和颈前侧肌群肌肉力量
　◯ 背部肌群肌肉力量
　☐ 肩胛带和肱三头肌肌肉力量

〔背部肌群肌肉力量测试已通过，于是方框由圆形圈着。说明背部肌群肌肉力量训练不是必需的〕

　☐ 耐力

只需选中患者应进行的训练前面的方框，将已经通过或无须进一步训练的检查前面的方框圈起来。给出了患者已经完成的检查的概况。如果有必要，可以用 A、B 或 C 给患者制订训练的优先级别。其中"A"代表最高，"B"代表中等，"C"代表相对较低级的优先级。

图 13.21　患者训练计划。

13.5 治疗计划

治疗计划的优点

效能和沟通

系统区分哪些因素有助于患者只使用治疗计划——这是找到简单、有效的解决方案的基本工具。此外，该治疗方案为患者和转诊医师之间进行专业沟通提供了良好的基础。

例如，如果检查目标的距离被测量并记录在治疗计划中，则在下一次复诊时的再评价将会展示出患者如何有效地训练。

- 如果患者已成功地训练，从检查上看效果显著。可见的进步和治疗师的称赞将会激励患者继续执行治疗方案。

- 如果患者训练不足，检查显示患者未履行其责任。治疗师和患者可以讨论加强训练依从性的方法。

- 如果经过加强训练，患者没有什么进展，有必要检查训练是否正确地进行。如果是这种情况，治疗师可以在相关的"疑难解答"部分中查询建议的徒手技术或训练看是否更有效。

治疗计划包括两页，在接下来，你首先将看到一份完整的治疗计划范例(图 13.22a,b)，然后有一份空白计划，可以复制一份使用(图 13.22c,d)。对于日常使用，可以将复印的空白治疗计划两页装订在一起或双面打印两页。也可以从 www.spinal-fitness.com 中下载一份空白治疗计划的副本，从"治疗师、培训师、医师信息"内选择"下载"即可。

脊柱健康检查 (www.spinal-fitness.com)

患者: John Smith　　治疗师: Abigail Adams

√=训练/其他治疗;P=下次访问计划;PI=下次访问先做项目;X=停止技术支持;HEP=增加到回家训练项目中
↑=增加;↓=减少;↗=……↘=效果是……;//=无变化;☑=积极的,有效果的;≡=没效果　　L=左;R=右;↗=左,↘=右……

目标:完成下列发现	第1次治疗 2015年8月5日	第2次治疗 2015年8月12日	第3次治疗 2015年8月19日	第4次治疗	第5次治疗	第6次治疗	第7次治疗	第8次治疗
① 左右侧-颈椎:左侧颈部疼痛 5-6/10	5 *1/*2	4 /	2 / 1	/	/	/	/	/
② 颈部休息时疼痛 0-4/10	2 /	2 / 0	2 / 0	/	/	/	/	/
③ 布洛芬 mg/d	600 /	600 /	200 /	/	/	/	/	/
④ 颈椎休息 0-4/10 表明在 0-10 分的表里,疼痛从完全								
⑤ 没有到 4 分								
⑥								

*1=治疗前　*2=治疗后

第2次治疗开始疼痛水平为 2

第3次治疗开始疼痛为 5 分,治疗结束时为 1 分

第2次治疗结束疼痛得分为 0

脊柱健康检查								
姿势								
双足对称坐位	0% ✓ // ☑	5% /	10% /					
脊柱中立位由度								
无侧屈或扭转坐位								
脊柱中立位由度维持稳定								
坐位时上躯干保持平衡								
良好姿势环境								
座椅高度								
双膝、双踝间距								
坐位时双侧体重均匀分布								
站立位双足间距								
站立位时双侧体重均匀分布								
站立位时上躯干保持平衡								
放松								
放松舌部								
放松下颌								
放松下唇								
放松肩部								
腹式呼吸	─ X							
运动								
变换坐姿								
变换姿势								
动态坐站								

第3次训练之后,患者主诉说其试着在 10%的时间里端坐着

患者从来没有端坐过(0%)。在这期间(//),患者接受的姿势教导的效果(//)是发现②(颈静息疼痛)改善(↓)

计划中第4次治疗计划 "P" 是重新检查姿势

P=检查工作场所

计划中第五节的 "P" 是在患者的工作场所访问患者,以便在必要时检查和优化工作场所的人体工程学和患者的姿势

患者由于是自然地腹式呼吸,通过了这项检查,因此 "为" 不需要",检查通过并标记。由于不需要腹式呼吸训练,所以以 "X" 标记说明表下来无须腹式呼吸训练

脊椎治疗计划示例

图13.22 (a)完整治疗计划的例子,第1页。(待续)

	第 1 次治疗 2015 年 8 月 5 日	第 2 次治疗 2015 年 8 月 12 日	第 3 次治疗 2015 年 8 月 19 日	第 4 次治疗	第 5 次治疗	第 6 次治疗	第 7 次治疗	第 8 次治疗
协调								
坐姿	+✓//→①+②	X						
平衡								
手臂摆动								
手腕关节伸展								
眼肌协调								
活动								
下颌后缩活动度	4F✓//↓①+②	3F	2F	P				
胸廓伸展活动度								
背部肌群柔软度								
肩部活动度								
指屈肌群柔软度								
上肢神经活动	5F✓//↑①+②		L4F R1F✓//→①2to1	P				
旋转活动		X						
提拉技巧								
髋关节屈曲活动								
臀部肌群柔软度								
下肢,背部和脑神经柔软度								
大腿后侧肌群柔软度								
腓肠肌群柔软度								
大腿内侧肌群柔软度								
髋关节伸展活动								
大腿前侧肌群柔软度								
力量 （分/周）								
腹部和颈前肌群肌力量	20S✓//→①+②	20 秒	35 秒	P=45				
背部肌群肌肉力量	3.0	3.0						
肩胛带和肱三头肌肌肉力量			✓//↓①2-1	P=How was it？				
耐力								
徒手技术和其他类型治疗								
治疗枕头								

治疗计划示例

文字说明框：

在初始检查时,与检查目标有 4 个手指宽的差距,运动减轻症状①和②

在第 3 次训练,患者仅有 2 个手指宽,达不到检查目标

上肢神经活动直到第 3 次训练才检查。在左侧,和检查目标有 4 个手指宽的差距,而右侧有 1 个手指觉有的差距。上肢神经活动训练不会改善,症状①然而从疼痛量表上看,做训练可减轻急痛,由 2 分至 1 分。由于空间不足,参考资料延伸至下一个问题

在第 1 次治疗期间,因该训练加重了症状①和②,标记"X"以提示下次治疗时无须重复这一训练

在第 3 次旋转测试活动结束后,治疗师计划在下一阶段增加训练,并标记"计划"为"P"

在第 1 次治疗,左侧第一肋前后向活动,患者只能维持运动姿势 20 秒,维持姿势的能力对症状没有影响

在第 3 次训练中,患者能够保持运动姿势 35 秒

第 4 次计划是建议患者耐力训练达每周 45 分钟

由于在第 3 次治疗中,第一肋活动度是有效的,所以第 4 次治疗计划重复同样的活动

在第 4 次治疗时,治疗师计划就枕头治疗咨询患者在第 3 阶段的治疗时枕头治疗是否有帮助

图 13.22（续）　(b)完整治疗计划的例子,第 2 页。（待续）

患者：

治疗师：

脊柱健康检查（www.spinal-fitness.com）

√=训练/其他治疗；P=下次访问计划；P1=下次访问先做项目；X=停止技术支持；HEP=增加到回家训练项目中
↑=增加；↓=减少；→=无变化；//=效果定……；L=左；R=右；+=积极的，有效果的；-=没效果

目标：完善下列发现	第 1 次治疗	第 2 次治疗	第 3 次治疗	第 4 次治疗	第 5 次治疗	第 6 次治疗	第 7 次治疗	第 8 次治疗
①	*1 / *2	/	/	/	/	/	/	/
②	/	/	/	/	/	/	/	/
③	/	/	/	/	/	/	/	/
④	/	/	/	/	/	/	/	/
⑤	/	/	/	/	/	/	/	/
⑥	/	/	/	/	/	/	/	/

脊柱健康检查

姿势

双足对称坐位								
脊柱中立位曲度								
无侧屈或扭转坐位								
脊柱中立位曲度维持稳定								
坐位时上躯干保持平衡								
良好姿势环境								
座椅高度								
双膝、双踝间距								
坐位时双侧体重均匀分布								
站立位双足间距								
站立位时双侧体重均匀分布								
站立位时上躯干保持平衡								

放松

放松舌部								
放松下颌								
放松下唇								
放松肩部								
腹式呼吸								

运动

变换坐姿								
变换姿势								
动态坐站								

图 13.22（续） （c）空白治疗计划，第 1 页。（待续）

	第 1 次治疗	第 2 次治疗	第 3 次治疗	第 4 次治疗	第 5 次治疗	第 6 次治疗	第 7 次治疗	第 8 次治疗
协调								
坐起								
平衡								
手臂摆动								
手臂关节伸展								
眼关节肌协调								
活动								
下颌后缩活动								
胸廓伸展活动								
背部肌群柔软度								
肩部肌群活动								
指屈肌群柔软度								
上肢神经活动								
旋转活动								
提举技巧								
髋关节屈曲活动								
臀部肌群柔软度								
下肢、背部和脑神经活动								
大腿后侧肌群柔软度								
腓肠肌柔软度								
大腿内侧肌群柔软度								
髋关节前伸展活动								
大腿前侧肌群柔软度								
力量								
腹部和颈前侧肌群肌肉力量								
背部肌群肌肉力量								
肩胛带和肱三头肌肌肉力量								
分/周								
耐力								
徒手技术和其他类型治疗								

图 13.22（续）　（d）空白治疗计划，第 2 页。

13.6 针对年龄和性别的体适能曲线图

使用后面的体适能曲线图(图 13.23),可以向患者显示与同一年龄和性别的其他人比较的适合度。体适能曲线图包括所有经过本书检查的 1104 个人的平均值。

x 轴显示 10 岁年组的年龄,y 轴显示通过的一个类别(如姿势)中检查的百分比。

可以计算患者通过检查百分比的公式是:100%× 通过检查个数/总检查个数。检查的总数为:

- 姿势:12
- 放松:5
- 运动:3
- 协调:5
- 活动:16
- 力量:3
- 耐力:90 分钟/周

例子

示例 1:在总共 12 个姿势检查中,患者已经通过 6 个:100%×6/12=50%。这大致对应于 20-29 岁的女性组(见折线图:"姿势")。

示例 2:在总共 16 个活动检查中,患者已经通过 6 个:100%×6/16 = 37.5%

13.7 体适能图表

作为体适能曲线图的替代方法,还可以通过条形图显示患者与其他人相比其所适应度(图 13.24)。条形图中的平均值基于通过了所有 45 项检查的 1104 人。在 www.spinal-fitness.com 在线检查中输入患者的检查结果时,将自动创建条形图。文件为 pdf 格式,可以打印、在屏幕上浏览或作为电子邮件发送。可以为患者创建图表,可以让患者在家里自己完成,并将文件打印出来到下一次治疗期间使用。

在医师和患者的沟通中,图表容易显示患者的优点和缺点。对于没有时间阅读长报告的医师,通过图 13.24 中展示的体适能图,可一目了然地看出缺陷,以及为什么需要进行物理治疗的后续转诊。

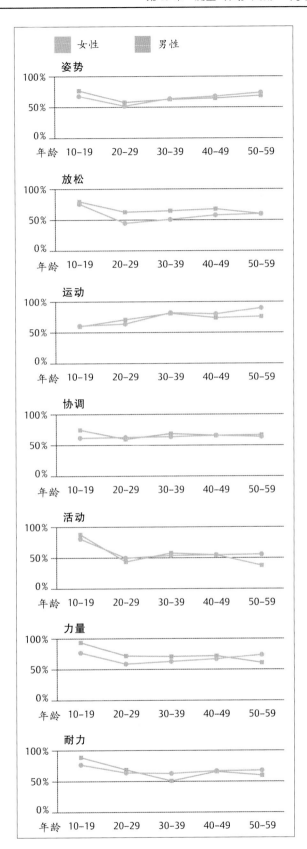

图 13.23　年龄和性别体适能曲线图。

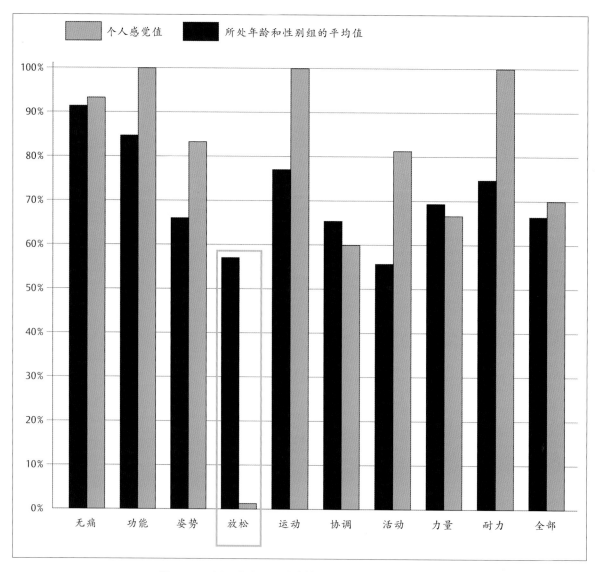

图 13.24　用于个人和平均身体素质比较的体适能图表。

13.8 诊断疗效

对本书中经历过所有 45 项检查的 1104 人的检查结果进行分析,包括自我报告的疼痛和自我报告的功能限制。疼痛较少和功能受限较少的患者在所有 7 个健康类别(从姿势到耐力)中比具有更多疼痛和更多功能限制的人具有更好的检查结果。 除协调外,大多数健身类别的差异具有统计学意义。 这意味着在其他 6 个健身类别的检查能够揭示疼痛和功能相关不足。

从临床的角度来看,本书通过较高百分比检查的 1104 人中有一半平均减少 24% 的疼痛和 6% 的功能限制。

13.9 治疗效果

治疗效果定义为如何有效地用本书中的训练来改善症状和功能障碍。

在对 43 名患者(Walz,2008)的研究中,参与者报告了他们目前正经受疼痛的区域数量和疼痛强度。之后,他们第一次进行了本书中的所有检查和训练(除了耐力只是通过查询进行的检查,而未经过实际检查或培训)。 最后,参与者再次报告所有疼痛的位置和强度。下面是经过一次训练后的变化(图 13.25)。

- 8%的身体疼痛区域疼痛更严重。

- 16%的身体区域感觉相同。

- 76%的身体区域感觉更好,在这些部位,疼痛已经平均降低了 52%。

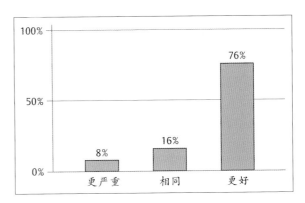

图 13.25　参与者在第一次进行检查和训练后身体疼痛区域感觉加重、相同或减少的百分比。

参考文献

Adams MA, Hutton WC. The effect of posture on the role of the apophyseal joints in resisting intervertebral compressive forces. J Bone Joint Surg Br 1980; 3: 358–362

Betz U, Grober J, Meurer A. Ist die Thoraxbeweglichkeit bei Patienten mit einem Impingement-Syndrom der Schulter verändert? – Vergleich mit gesunden Probanden. Manuelle Therapie 2005; 9: 2–10

Caro CG, Dumoulin CL, Graham JMR, Parker KH, Souza SP. Secondary flow in the human common carotid artery imaged by MR angiography. J Biomed Eng 1991; 114: 147–153

Dwyer A, Aprill C, Bogduk N. Cervical zygoapophyseal joint pain patterns I: a study in normal volunteers. Spine 1990; 15: 458

Farmer JC, Wisneski RJ. Cervical spine nerve root compression. Spine 1994; 19: 1850–1855

Fischer P. Sitting slumped or upright? Which position is healthier and how can a healthier position be trained? [Article in German.] Manuelle Therapie. 2004; 8: 147–152

Fischer P, Battes S, Axmann D, Engel E. Gender specific differences in posture and back pain at the computer workstation. PhysioScience. 2013; 9(2): 59–64

Fishman LM, Konnoth C, Rozner B. Botulinum neurotoxin type band physical therapy in the treatment of piriformis syndrome. Am J Phys Med Rehabil 2004; 83: 42–50

Hides JA, Jull GA, Richardson CA. Long-term effects of specific stabilization exercises for first episode low back pain. Spine 2001; 26: E243–E248

Jones A, Dean E, Chow C. Comparison of the oxygen cost of breathing exercises and spontaneous breathing in patients with stable obstructive pulmonary disease. Phys Ther 2003; 83: 424–431

Kerr HE, Grant JH, MacBain RN. Some observations on the anatomical short leg in a series of patients presenting themselves for treatment of low back pain. J Am Ostepath Assoc 1943; 42: 437–440

Kim KH, Choi SH, Kim TK, Shin SW, Kim CH, Kim JI. Cervical facet injections in the neck and shoulder pain. J Korean Med Sci 2005; 20: 659–662

Link CS, Nicholson GG, Shaddeau SA, Birch R, Gossman MR. Lumbar curvature in standing and sitting in two types of chairs: relationship of hamstrings and hip flexor muscle length. Phys Ther 1990; 70: 24–31

Little JS, Khalsa PS. Human lumbar spine creep during cyclic and static flexion: creep rate, biomechanics, and facet joint capsule strain. Ann Biomed Eng 2005; 33(3): 391–401

Marshall M, Harrington AC, Steele JR. The effect of work station design on sitting posture in young children. Ergonomics 1995; 38: 1932–1940

Mead J, Loring SH. Analysis of volume displacement and length changes of the diaphragm during breathing. J Appl Physiol Respir Environ Exerc Physiol. 1982; 53(3): 750–755

Nachemson AL. Disc pressure measurement. Spine 1981; 6: 93–97

Petrone MR, Guinn J, Reddin A, Sutlive TG, Flynn TW, Garber WP. The accuracy of the Palpation Meter (PALM) for measuring pelvic crest height difference and leg length discrepancy. J Orthop Sports Phys Ther 2003; 33(6): 319–325

Piper A. Literaturübersicht: Korrelation zwischen lumbalen Rückenschmerzen und dem M. glutaeus maximus. Manuelle Therapie 2005; 9: 65–74

Reinecke SM, Hazard RG, Coleman K. Continuous passive motion in seating: a new strategy against low back pain. J Spinal Disord 1994; 1: 29–35

Rivett DA, Sharples KJ, Milburn PD. Effect of premanipulative tests on vertebral artery and internal carotid artery blood flow: a pilot study. J Manipulative Physiol Ther 1999; 22(6): 368–375

Schäfer M. Erkrankung der Lendenwirbelsäule. Online-PDF Doktorarbeit 2005

Schüldt K, Ekholm J, Harms-Ringdahl K, Németh G, Arborelius UP. Effects of changes in sitting posture on static neck and shoulder muscle activity. Ergonomics 1986; 12: 1525–1537

Snijders CJ, Hermans PF, Kleinrensink GJ. Functional aspects of cross-legged sitting with special attention to piriformis muscles and sacroiliac joints. Clin Biomech (Bristol, Avon) 2006; 21(2): 116–121

Twomey LT, Taylor JR. Physical Therapy of the Low Back. 2nd ed. New York, NY: Churchill Livingstone: 1994: 415–426

Vickery R. The effect of breathing pattern retraining on performance in competitive cyclists. Online-PDF Master-Work 2007

Waibel C, Fischer P, Rapp W, Horstmann T. Posture Feedback for Computer Users. Effects on strength, flexibility, well being and activity level. [Artcile in German.] ErgoMed 2013; 2: 32–38

Walz H. The Spinal-Fitness-Check: Its effectiveness as diagnosis and treatment tool, age-dependent development of spinal fitness and gender-specific differences. Bachelor Thesis [in German]. University of Tübingen, Germany; 2008

Wilke HJ, Neef P, Claim M, Hoagland T, Claes LE. New in vivo measurements of pressures in the intervertebral disc in daily life. Spine 1999; 8: 755–762

Yoo W, Yi C, Kim H, Kim M, Myeong S, Choi H. Effects of slump sitting posture on the masticatory, neck, shoulder and trunk muscles associated with work-related musculoskeletal disorders. Physical Therapy Korea 2006; 4: 39–46

索 引